U0242670

与"艾"同行

——走近艾滋病感染者

孟晓军 ◎主编

YU "AI" TONG XING

——ZOUJIN AIZIBING GANRANZHE

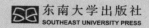
东南大学出版社
SOUTHEAST UNIVERSITY PRESS

图书在版编目（CIP）数据

与"艾"同行：走近艾滋病感染者 / 孟晓军主编.
—南京：东南大学出版社，2021.12
ISBN 978-7-5766-0001-8

Ⅰ.①与… Ⅱ.①孟… Ⅲ.①获得性免疫缺陷综合征-防治-普及读物 Ⅳ.①R512.91-490

中国版本图书馆 CIP 数据核字（2021）第 278168 号

责任编辑:陈潇潇　责任校对:韩小亮　封面设计:毕　真　责任印制:周荣虎

与"艾"同行——走近艾滋病感染者

主　编	孟晓军
出版发行	东南大学出版社
社　址	南京四牌楼2号　邮编：210096　电话：025-83793330
网　址	http://www.seupress.com
电子邮件	press@seupress.com
经　销	全国各地新华书店
印　刷	南京艺中印务有限公司
开　本	787 mm×1092 mm　1/16
印　张	9.25
字　数	161千字
版　次	2021年12月第1版
印　次	2021年12月第1次印刷
书　号	ISBN 978-7-5766-0001-8
定　价	48.00元

﹡ 本社图书若有印装质量问题，请直接与营销部联系，电话（传真）:025-83791830。

编委会

主　编／孟晓军(无锡市疾病预防控制中心)

副主编／邹华春(中山大学公共卫生学院[深圳])

　　　　尹寒露(无锡市疾病预防控制中心)

　　　　顾　静(无锡市疾病预防控制中心)

　　　　周俊燕(无锡市滨湖区疾病预防控制中心)

　　　　马文娟(无锡市疾病预防控制中心)

　　　　邱巨元(无锡新锡望健康服务中心)

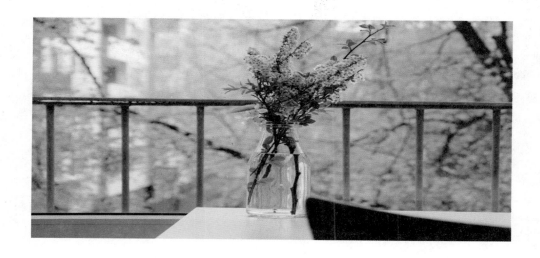

前言

　　艾滋病是一种危害性极大的传染病,由感染艾滋病病毒(HIV)引起。随着艾滋病在全球范围内不断蔓延,艾滋病已经成为当前全球主要的公共卫生问题之一。联合国艾滋病规划署统计报告显示,截至 2020 年底,全球范围内现存活的艾滋病感染者有 3770 万;2020 年约有 150 万新发 HIV 感染者,有 68 万艾滋病感染者死于艾滋病相关疾病。截至 2020 年 10 月底,我国报告现存活的 HIV 感染者有 104.5 万,性传播比例在 95% 以上,其中同性传播占 30% 左右。艾滋病感染者主要存在于男男性行为人群、女性性工作者、注射吸毒者等边缘人群,因此自艾滋病被首次报告以来,就一直伴随着恐惧和歧视。

　　尽管近些年来,艾滋病相关的科普宣传已逐步开展,社会大众对艾滋病有了更多的了解和认知,但是目前社会上针对艾滋病和艾滋病感染者的歧视仍未消除。全球范围内,至少有 82 个国家将某种形式的艾滋病病毒传播、接触或不披露感染状态定义为犯罪行为,至少 103 个国家将从事性工作定为犯罪行为。事实证明,污名化、歧视以及其他社会不平等和社会排斥是抗击艾滋病的主要障碍。幸运的是,随着抗病毒治疗药物的不断迭代更新,只要艾滋病感染者能够坚持规范服药,他们中的绝大多数人都能像正常人一样工作和生活。

艾滋病感染者作为一个真实存在的社会群体,除去"艾滋病"这个特殊标签,他们也同样是拥有喜怒哀乐的普通人。确诊艾滋病以后,他们多数人都经历了从绝望、自我质疑,到逐渐接受和重新面对生活的心路历程。同时,他们中的很多人从阴霾中走出以后,加入了关"艾"志愿者队伍,结合自己的亲身经历去帮助更多病友重建生活的信心。本书通过艾滋病治疗的专科医生、疾控中心艾滋病防治专业人员、艾滋病防治志愿者和艾滋病感染者本人等讲述发生在他们身上的与艾滋病有关的故事,从不同的视角向大众介绍艾滋病,让大众更深入了解艾滋病感染者这个社会群体最真实的一面,倡导全社会积极应对艾滋病,减少大众对艾滋病感染者的歧视,共建和谐社会,共享健康生活。

编　者

2021 年 8 月

目录

第一篇章

艾滋病感染者的自我救赎

第二篇章　艾滋病防治医生的内心感悟

写在前面

一、艾滋病相关术语

1. 上药：指确诊艾滋病后，在艾滋病治疗定点医院由医生开具处方，免费领取药物并按医嘱服药。

2. 艾滋病免费治疗药物：目前国际上共有 6 大类 30 多种药物（包括复合制剂）可以治疗艾滋病，分别为核苷类反转录酶抑制剂（NRTIs）、非核苷类反转录酶抑制剂（NNRTIs）、蛋白酶抑制剂（PIs）、整合酶抑制剂（INSTIs）、融合酶抑制剂（FIs）及 CCR5 抑制剂，常用的药物主要有替诺福韦、拉米夫定、齐多夫定、依非韦伦、奈韦拉平等。

3. 治疗艾滋病药物副作用：主要指初期服用艾滋病治疗药物后，部分患者会出现腹胀、腹痛、腹泻等不适，也可出现转氨酶、尿素、肌酐升高等临床表现，以及偶发头痛、恶心、精神萎靡、意识混浊等症状。

4. CD4 细胞：是人体免疫系统中的一种重要免疫细胞，是艾滋病病毒攻击的主要对象，所以其检测结果对艾滋病诊断、治疗效果的判断和对患者免疫功能的判断有着重要作用。

5. 病载：是病毒载量的简称。艾滋病患者的病载一般指每毫升血液里面能够检测到的病毒数量，数量越大说明人体内病毒的含量越高。

6. 艾滋病病毒感染者和艾滋病病人：艾滋病病毒感染者是指体内存在艾滋病病毒的人。艾滋病病人和艾滋病病毒感染者是两个不同的概念。艾滋病病毒感染者在临床上会经历 3 个时期,分别是:急性感染期、无症状期、艾滋病期。只有处在艾滋病期的感染者才可以被称为艾滋病病人(患者)。临床上,一般将CD4细胞数量小于200个/μl或者已经出现艾滋病病毒相关症状、体征及各种机会性感染和肿瘤的艾滋病病毒感染者诊断为艾滋病病人。

二、本书中的人物简称

1. 陈主任:是指无锡市第五人民医院(市传染病医院)艾滋病治疗专家陈仁芳医生。

2. 周姐:是指无锡市滨湖区疾控中心专职做艾滋病防治工作的周俊燕医生,病友们一般尊称她为周姐。

3. 大姐:是指无锡市第五人民医院(市传染病医院)从事艾滋病感染者和病人管理的任勇护士,病友们一般尊称她为任大姐或者大姐。

4. 婷姐:是无锡彩虹家园社会小组的骨干成员,因为名字里有个"婷"字,所以病友们都尊称她为婷姐。

三、其他名词解释

1. 关"艾"志愿者:是指自身为艾滋病病毒感染者或者病人,富有公益心,愿意为艾滋病病友提供关心关爱服务的志愿者;同时也包括一些自身不是艾滋病病毒感染者或者病人,但富有公益心,对这一群体没有歧视,愿意为他们提供关心关爱服务的志愿者。

2. 红丝带:是对艾滋病病毒和艾滋病认识的国际符号,1991年在美国纽约第一次出现。它代表了关心,这一标志被越来越多的人佩戴,用来表示他们对艾滋病病毒和艾滋病的关注,关心那些活着的艾滋病病毒感染者,关心那些已经死去的病人,关心那些受艾滋病影响的人。红丝带成为一种希望的象征,象征疫苗的研究和治疗感染者的成功,象征艾滋病病毒感染者生活质量的提高。红丝带代表着一种支持,支持艾滋病病毒感染者,支持对未感染者的继续教育,支持尽全力去寻找有效的治疗方法、疫苗,支持那些因艾滋病失去至爱亲朋的人。

3. 红丝带关爱中心:是指无锡市第五人民医院(市传染病医院)院内成立的公益组织,专门为艾滋病病毒感染者和病人提供医疗关怀服务,由从事艾滋病防治工作的医生和护士组成。

4. 阳光医生:是指那些对艾滋病感染者和病人没有歧视,愿意为这些人提供平等的医疗救治服务的医生。

5. 无锡彩虹家园:无锡彩虹家园社会小组(原无锡彩虹人生互助小组),成立于 2008 年 5 月,是一个以从事艾滋病感染者和病人关怀服务为主的公益性草根组织。成立十余年来,在无锡市疾控中心和滨湖区疾控中心、新吴区疾控中心等的大力支持和帮助下,小组的业务范围逐步扩大,由最初的以艾滋病感染者关怀为主,发展至今已覆盖艾滋病高危人群的性病艾滋病宣传、行为干预、艾滋病咨询检测以及艾滋病感染者和病人关怀和心理辅导等艾滋病防治工作的各个方面。

小组创建以来,一直秉承"彩虹家园,友艾相伴"的服务理念,积极组织感染者参与健康沙龙、户外拓展、才艺展示、专题征文等一系列丰富多彩的关怀活动,受到病友的广泛认可。通过小组每一位志愿者的努力,不仅使得病友的服药依从性明显提高,还帮助他们逐步建立起良好的健康意识,提高了他们的生活质量、延长了寿命。从 2008 年开始,小组共承担 5 轮国家级防艾社会组织基金项目,先后两次被江苏省疾控中心评为优秀防艾社会小组。截至 2020 年底,小组已开展 260 余场健康防艾宣传干预活动,发放 7 万余只安全套,每年关怀艾滋病感染者和病人 2000 余人次。

关"艾"志愿者之歌

当接收到艾滋病抗体阳性判决时，
我们如临深渊，
心底承受着他人无法理解的苦痛，
也曾经历过生死的考验。

从最初自问：
我的生命还有几天？
我的人生路还有多长？
忐忑不安，茫然一片，
心里想的是，放弃我吧，不要打扰我。
直到有一天，我们接受了现实，
渐渐平复了心情，积极思考人生的意义。

我们加入了关"艾"志愿者的大家庭，
主动伸出双手帮助他人。
每位新病友都是值得我们全心服务的朋友，
细心开导，用心陪伴，
直到也像我们一样，
重新拾起了生的希望。
用坚定的目光，
望着明亮的远方，
我们都是走在泥泞之路上的前行者，
唯有携手，才能渡过生命之殇！

我们就是关"艾"志愿者，
正因经历过"艾"的考验，
才真正愿意伸出爱的双手，
彼此传递关怀与关爱！

愿每位艾滋病感染者都能感受到尊重与被爱，
愿每位关"艾"志愿者都能在工作中焕发色彩，
因为，我们坚信，
雨后就是彩虹，
穿过云雾就能走进阳光。

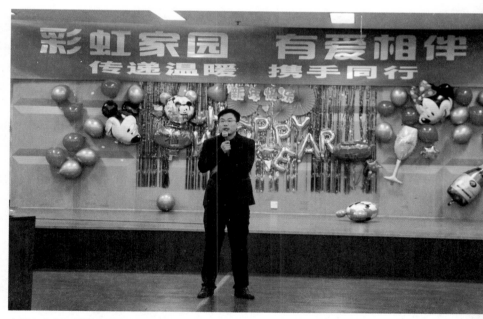

主编本人参加艾滋病感染者病友年会

艾滋病感染者的自我救赎

"艾"的故事

那年的我还是一个对潮玩充满好奇的懵懂少年,每月都会买些电子产品或新奇的精神食粮来满足自己。那年的"陌陌"开始火爆,那年的"人人"还叫"校内",那年的微博才刚刚起步。也正是网络的发展,社交App开始火爆。还记得杂志上有一期文章专门介绍了基于定位的交友软件,结尾提到了一个让我改变一生的东西——Jack'd,一款同性之间交友的软件,关于它的介绍很简短。

当然故事并不是想象中的那样,至此发生了一段惊天地泣鬼神的爱情故事。时间往后跳过一年多,在大学的这一年,少年的接触面更加宽广,原本只是对同性有好感,但是从没深入想过,随着接触的东西多了,慢慢了解到同性之间也可以有感情,可以一起生活,可是始终没想过会发生在自己身上。炎热而无聊的暑假,我意外的再次与Jack'd相遇,于是下载、注册、登录,登录之后心中不禁感叹,原来世界如此精彩。

暑假开始的那几天,网友A在App上与我相约见面,我应邀前去,心中怀着万分的好奇,想着只是见个面而已。但是真的到了见面时,一切却一发不可收拾,两人也就此确定了同性恋爱关系。吃饭,看电影,其实所有的感情一开始都很纯粹,无非就是想整天都腻歪在一起。期间也会有一些小争吵,各自冷静几天很快就回到原来的状态。同性之间的感情也是一样的,也会有小摩擦,要些小性子。

暑假结束后,我回到学校,两人开始异地而居。A也来学校看过我,异地恋真的是一件磨人的事情,彼此也很珍惜周末的这两天。分别后没几天,A告诉了我一个说不上是好还是坏的消息——他可能要去南方工作了。如果确定了去南方工作,我们两人就真的成了异地恋。虽然说上学和家乡也是异地,但是高铁真的是21世纪最伟大的发明,方便太多了，想见面就能见到。我的内心很是纠结，不想因为这些客观因素就结束这段感情，而且说实话，去大城市历练一下对 A 来说也是一件好事，而且对于初入社会的 A，好的机遇无比珍贵。我考虑再三，坚决支持 A 去尝试一下，也约定好会互相等对方。从此，分处异地的两个人就像跟手机在恋爱，彼此分享着各自的工作和学习生活。

两个月时间无比漫长，期间我做了一个决定，坐飞机去南方看望 A。元旦假期，我坐上了飞机，一路上无比激动。见面的那一刻，兴奋喜悦之情溢于言表，自然也少不了云雨一番。也就是这一次，我就此中了招，感染了艾滋病。因为真的是刚进这个圈子，天真地以为不戴套无所谓，毕竟是自己的男朋友。临走的前一天，A 突然患重感冒，打了几天点滴才恢复过来。而我在回学校的一周之后也得了重感冒，耽误了一门考试，也打了几天的点滴才恢复。但是当时单纯的我并没有意识到自己已经感染了艾滋病，仅仅以为是旅途劳累和被 A 传染所致。之后每隔几个月我都会去看 A，就这样坚持了两年多。

大四那一年，迎来了我的实习期，我在网上交到了一群相同专业的且已经在北京闯荡的朋友。趁着假期去了一趟北京，住在了其中一个朋友的宿舍，真的是那种相见恨晚的好朋友，无话不谈。一晚他拿出一个 HIV 唾液试剂给我检测，但是结果显示是一深一浅，浅到不仔细看都发现不了。他不相信我感染了艾滋病，觉得是自己操作不当，让我回去以后去疾控中心确定一下。然而，不幸的是疾控中心的最终检测结果也是阳性。当时我听到这个消息，在医生面前愣住了，呆滞了几分钟，大脑一片空白。我不愿意相信这是真的，但是凭着常识，并在医生的开导下，我只能坦然面对。走出疾控中心后，我心不在焉地沿着马路走着，心里不停地问自己为什么要承受这一切，一心一意对 A 却发生这样的事情。最终想想既然已经发生了，再去追究这些已经没有什么意义。我就这么慢慢地平复心境，接受了这个残酷的事实后心里也舒服多了。然后打电话给 A，他也愣了一下，然后表达了歉意，也坦白了自己在工作之余，有做过对不起我的事。但是这个事情并没有影响到我们两人的感情，日子还是照样过。

这个经历，给跟我有一样性取向的人两点启示：一是任何时候，不管对方是不是你的朋友，一定要保护好自己，一定要戴安全套；二是即使不幸感染艾滋病，也不能把自己封闭起来，一定要去正视它，及时治疗后也能像正常人一样生活。要勇敢地去全面了解它、正视它，才能够很好地去控制它。很多人都担心身边的人歧视,于是把自己包裹得很严实,但是真正过不去的还是自己那一关。就好比你都不自重,还想得到他人的尊重吗? 所以无论如何都要去勇敢面对,先过了自己那关,才能想办法去战胜它。积极乐观,才是该有的生活态度!

（某病友）

重生

2016年，我的人生彻底改变了。"男同"对于现在的人来说，或许已经不像过去那么受排斥了。但对于一个感染了艾滋病的"同志"来说，感受最多的还是社会的歧视、恐惧、排斥。

而如今我已经被确诊为艾滋病感染者，只有我自己知道。拿到确诊报告的那一刻，确诊的结果直接把我推进了万丈深渊。我整个人呆滞了，满脑子的艾滋病、骨瘦如柴、世纪绝症、发病、死亡……我怎么都不肯把自己跟艾滋病联系起来，更不知道接下来该如何是好，恐惧、绝望、撕心裂肺的痛是那样的刻骨铭心。

人总要回到现实，拿到确诊报告后的第二天，我被安排到无锡市疾控中心检测CD4。登记抽血的顾医生很和蔼，一直在宽慰我。可能是觉得我的状态有问题，她还在办公室给我做心理疏导，当时的我哭得已经说不出来话了，除了泪流满面，聊的是什么都忘了，大概是关于我感染的整个来龙去脉和情感经历吧。临走时，顾医生还建议我一定要劝男朋友也去检测一下。听完她的一些话，我明白了一个道理，虽然我们"同志"还没有被社会认可，但我们幸运的是，国家并没有放弃我们，感染艾滋病以后，我们可以接受国家的免费药物治疗。家人也没有抛弃我们，在得知我的病情后也没有埋怨我，而是让我在医院安心治疗，母亲每天奔波在家与医院之间，送饭、陪床。至于我的病，母亲也没有刨根问底，只是说人总有犯错的时候，知道自己错了就好了，现在最要紧的就是啥也不要想太多，好好治病，把病治好，让身体慢慢好起来，这个家还需要你。听了这个话，我的心里说不出来的难过，眼睛早已经模糊了。真的，我非常感谢母亲能这样理解我，只有伟大的母爱才能如此的无私。其实对于一个母亲来说，既要接受儿子感染了艾滋病，又要接受儿子是同性恋的事实，是多么的残酷。我想，只有血浓于水的亲情才能包容这一切。

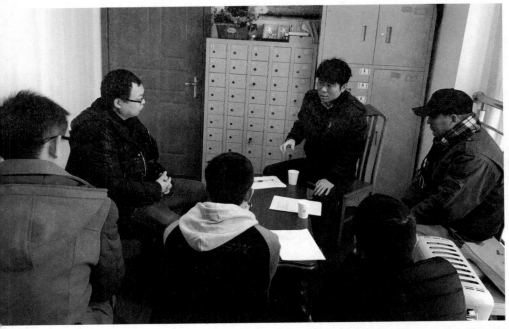

精卫中心医生给新上药患者做用药前的干预

就是这样，我在母亲的照顾下，安心在医院治疗了一个月，病情稳定后就回家休养了。

在接下来的时间里，我开始接受艾滋病抗病毒治疗。因为所有的抗病毒治疗药物多多少少都会有些副作用，比如药疹、失眠等，让我整个人都非常消极。后来医生让我加了一个"艾"友群，没事可以在群里聊聊天，有啥事也可以问问群里的知心大姐，不管是生活上，还是病情上的都可以在群里互动。群里有很多人都很热心，于是我慢慢接受了这个"艾"友群。在相处过程当中，大家都是因为"艾"走在一起的，所以大家聊天吹牛的时候都不用小心翼翼地，生怕对方知道自己的病。有的群友还会主动问你吃的是啥药，要注意点啥，还有些病友到点都会在群里提醒用药，时常会有些喜欢搞笑的病友在群里活跃一下气氛。渐渐地，我的心结打开了，和病友们也能没事聊聊天，不再总想着自己能活多久，慢慢淡忘自己的病情，开始了我的"心"生活。家人的关怀、"艾"友的友情、国家的关爱，使我在这个特殊的群体里再次感受到了温暖。我会重新带着希望再次融入这个社会，为了自己，为了家人，为了朋友，为了一切爱我的人和我爱的人。

（梁溪小智）

凤凰涅槃

　　记忆中,2015 年的今天是难忘的日子,那一幕永远难以忘记。早上起床时,我走路都困难了。我家就住一楼,平时那十几级台阶,对我来说,从未有过困难,但那天的我怎么也走不下去。二姐、三姐一左一右将我扶着下了楼梯,在楼下等我爱人叫来的出租车,连忙把我送去医院。来到第五人民医院,下车时才发现随身的行李包没拿。爱人又急又生气,对着姨姐发脾气。姨姐知道她心里急,什么也不说,赶忙直接跑回家去拿包。看似简单的小事,可是姨姐不熟悉无锡的环境,对路况也不了解。但我只能默默地在医院里等候,终于等到姨姐回来,拿着病历去肺科门诊。门诊医生开了几瓶点滴,说挂完就可以回家。我爱人连忙说人都这样啦,还能回去吗? 回去不就是等死吗? 她拿着病历哀求着。然而,呼吸科推肝病科,肝病科推呼吸科,来回地推脱,就这样,可怜的傻女人,为了我,到处求救,就差下跪了。两边的医生看到病历上写着艾滋病,都不愿意给我治疗。其实我都知道,看到那三个字,他们就好像看到了瘟疫。在这个时候,幸好遇到了陈仁芳主任。陈主任看到我爱人到处求救,满脸的焦急无助的表情,在我确诊结果还没出来的情况下,让我在肝病科病房接受治疗。

　　安排好入院后,时间已是下午 4 点。我二姐决定留下来陪我在医院,而我爱人和三姐去三院拿检测结果。当他们看到我爱人和儿子的艾滋病检测结果为阴性的时候,爱人、儿子当场大哭,哭得那么伤心,又哭得那么开心。伤心的是我感染了艾滋病,不知道还能活多久,开心的是他们没有被感染。第二天来医院时,我看见她双眼红肿,我知道她一定是一夜未眠,哭红了双眼。看着她那憔悴的脸,越发感到她瘦了好多,眼睛又红,又肿。真的,那时候的我真不知该怎么办,前途一片迷茫, 甚至不知道是该死还是该活!

感谢身边的姐姐们,耐心劝导。别人的姐妹们要是知道这种事,估计早就叫她离婚啦。而我们的姐姐们,并没这么做,她们都心疼我,每个人都为我哭干了眼泪。为了替我到人民医院买免疫球蛋白,路痴的二姐,分不清东南西北,用她的话说想让车子给撞死的心都有。我听了以后好难受,都是我害人害己。

幸运的是,陈主任在知道我的情况下,联系疾控中心的奚医生,让我当月就拿到了艾滋病治疗的药。感谢二位医生大施援手,也感谢几位姐姐和我爱人对我的鼓励和不离不弃。要知道我当时 CD4 才 13,免疫功能几乎没有了。在这么多人的关心和帮助下,我终于挺了过来。接下来,认识了滨湖疾控的周姐,感谢她"拉"我进入彩虹家园感染者关怀社区组织。在这里我认识了很多的关"艾"志愿者,让我在这个大家庭里,有了心灵的寄托。其实艾滋病并不可怕。想开些,坚强些,一定会活得更好,更精彩!

愿我所有的兄弟姐妹们健康开心,长命百岁!

(惠山凤凰)

寻找自己，发现阳光

　　我个性阳光开朗，是个闲不住的人。大学的课余时间多一些，于是作为同为艾滋病感染者的我主动加入了无锡彩虹家园艾滋病感染者关怀团队，成为一名关"艾"志愿者。2018 年 3 月 5 日，迎来了"学雷锋日"，无锡彩虹家园的周姐带着我和几个志愿者一起去梁溪区看望残疾人小明（化名）。他的父母亲也是残疾，他和我一样，同是十九岁，却只有十岁的身体和三岁的心智。见到小明的时候，我们内心里没有过多的怜悯，只是觉得自己该为他做些事情，好好地关心帮助他。曾经以为艾滋病让我失去了一切，可看到他的时候，让我想到我仍然拥有健康的父母、良好的学习机会，还有我热爱的街舞，因此我更应该努力地学习，更应珍惜这一切。

　　我有很多身份：普通的大学生、热情的街舞舞者、彩虹家园的志愿者，羞愧的 HIV 感染者（最不愿提的）。之前只听说 HIV 感染者日渐低龄化，却也没有想到真的会发生在自己身上。也许人总是心存侥幸的，而不幸往往就会这样发生。

　　刚得知感染艾滋病的时候，整个人都是茫然无措的，像一口大钟在你身边猛击一下，震耳欲聋，懵懵的状态。是命运的捉弄，还是上帝的玩笑……也许是自己开朗的性格，也许是自己的抗压能力强，也许是身边我的家人和志愿者们的帮助，我没有像很多人那样长久的低迷和自闭。一周左右的时间，我就接受了这一切，有时候想也许命中注定有此一劫。临近寒假，过年要回家，因为身体不适等问题，我决定把自己的情况告诉母亲，因为心理有各种顾虑，跟周姐也聊了很久。我想把她的微信推送给母亲，让周姐帮我通过合适的方式和母亲交流。庆幸的是，经过多次交流后，我的母亲坦然接受了我感染艾滋病的事实。

周姐很关心我,邀我去她们的活动地点做客。在我眼里,她是个热心大方的大姐姐,让志愿者"一对一"帮扶我,邀我加入微信群,帮助我做好服药前的准备工作,邀请我参加服药依从性的知识讲座,常常花时间与我交流,关心我的学习和生活。总之,在我最困难的时候,她始终在我身边给我鼓励和关怀,在我心里她就是我的"恩人"。

寒假前迎来了第一次用药,有些不适应。想着,那么紧张,开始时,志愿者主动提醒我,后来就如日常生活中吃饭喝水一般。无锡彩虹家园微信群,每天都有志愿者坚持做服药提醒。自此以后,看一会儿微信群,吃药,成了我每日的"第四餐"。

那天,陪一名感染者 A 宝做个小手术,因为术前检查被检测出 HIV 阳性,医生委婉地拒绝了手术。那时,我心情很沉重。当时我想,倘若我生病被拒绝,我该如何? 病人在最最需要帮助的时候,却被医生拒之门外,那是多么可怕的一件事。无助啊! 那还有谁能救我们呢?

想着医生毕竟也是人,我犹豫了,是不是就不该难为医生让他冒险呢? 后来在周姐的协调下,A 宝去了无锡市第九人民医院,及时进行了手术。后来,我就有了帮助别人的想法,帮不到什么大的事情,总希望能出一份绵薄之力,让病友困难的时候能感受到温暖,不会对这个世界失去希望,让那些对生活失去信心的人重新振作起来。于是我坚定信心去做个志愿者,尽自己的心力,去帮助别人。

加入无锡彩虹家园里的志愿者团队,大家友爱互助,在病友们需要帮助的时候,倾力而出。血浓于水的是亲情,但我们的血液中有一些更为特殊的情感将我们连在一起,变成了"一家人"。

疾病带给我们的,不仅仅是免疫系统的破坏和其他的病毒入侵,还给了我们一次重新审视自己、审视生命的机会。生活常常是不如意的,家人和朋友们才是我们坚强的后盾。病魔是可以被战胜的,我们终究是可以健康地生活、工作、学习的。即使我们未曾谋面,但当病友们有困难的时候,我们志愿者都会倾尽所能去帮助别人。

疾病曾给你的心蒙上了一层黑暗,但倘若没有黑暗,又何从去寻找光明。我们不能向生活低头,因为踮起脚尖,才能靠近阳光。有的病友说:写出来的故事,千篇一律,苦兮兮的,看了,会难受! 我也曾想:就不

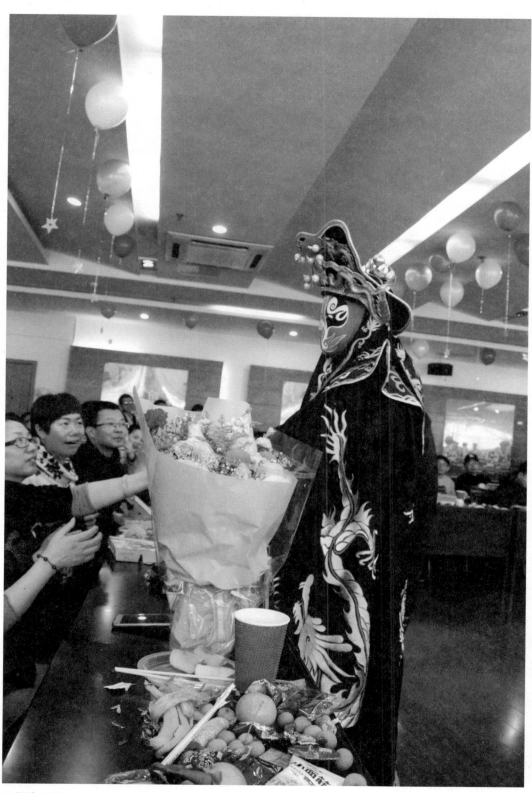

关"艾"志愿者在病友年会上表演节目

写了,不想再"痛"了!看了很多别人的故事后,我发现在故事里,原来可以照见那时候的我。最后,我还是鼓足勇气去回顾了那段时光,我也该重新找回一下自己了,也许是为了想明白一些事情,也许就是想跟那个阶段的自己告别⋯⋯

(滨湖南瓜)

匆匆这一年

夜，万籁俱寂。一个人独坐窗前，满脑子游荡的都是王菲《匆匆那年》的歌声。电影似乎没有给我太多的共鸣，因为我并没有那样凄美的校园爱情。倒是王菲的歌，总能使我陷入一种沉思，似乎联想到了很多，跟着歌词寻找那些逝去的青春；又似乎脑海中一片空白，找不到任何的蛛丝马迹。也许就是这样，对一个贴了不同标签的人来说，因为曾经有过绝望，反而再也不容易被某个片段所感伤。

今天，是我初次 HIV 筛查阳性的第 504 天。我不知道其他患者是否也像我一样，每天数着日子过，但我相信大多数的感染者都不会忘记让自己各种复杂情绪同时出现的那一天。当我试图想找一个词来形容自己的那一天时，却发现异常困难。我突然间明白一个定义：一种说不出来的感受，原来才叫煎熬。对于我来说，并没有曲折而不寻常的经历，也不像某些感染者那样享受过各种"快活"的时光。一切突如其来，却又在意料之中。经过这一年多的反思与总结，我反而不想再去探讨"它"是怎么来的，与其顾影自怜，不如淡然处之，让过去的美好成为今后的永恒。

和大多数感染者一样，我是一个再普通不过的人，没有殷实的家境，也没有太高的学历，上的大学也是一个很普通的本科院校。和每天走在马路上匆匆忙忙的上班族一样，为生活而忙碌着。如果按照正常的轨迹走，我现在应该正享受着幸福的二人世界，在原有公司做着一个虽然忙碌，但好歹也是个一人之下的职位。每到周末，约上三五好友，出去旅旅游。虽然这一切从那一刻戛然而止，但现在想来，也许这只是我人生当中众多考验的一个。我坚信，走过低谷，便会向高地迈进。只是，这一切走过之后，有些人终将成为我这辈子的遗憾。

　　以前经常听说某某情侣本来打算结婚,又分手了,各种狗血剧情,多么的不可思议。但从没想过这种事也会发生在我身上。然,是一个漂亮、大方、自信、活泼又充满灵气的女孩。现在想起来,会发现她身上全是优点。当我们在一起时,我们却经常吵架,那时想到的全是她的任性、多事、不够理解、不够宽容。人就是这样,失去的时候,才会想到这个人的好,尤其是当你能想起来的都是她的好的时候,也说明你已经彻底失去她了。与她的相识,源自我们公司的一个新项目。和她在一起之前,我已经有三年多没谈过恋爱,第一次恋爱还是大学时谈了半年就匆匆了断的。所以,认识她的时候,我没有太多的情感经验(当然在这里,我指的是和女生。为什么强调是女生,后面我会做简单说明)。对她表白,也是在一个众目睽睽的公众场合,至少说明了那时的我是青春的,敢爱敢恨,敢于表达的。我们也在大家的祝福中牵了手。后面相处的两年时间,我们其实也是分分合合,各种曲折。因为我们两个都算是比较有主见的人,都会充分表达自己对某件事情的看法,在项目组的时候,就经常因为意见不一致而争论得喋喋不休。好在我们都是就事论事的人,工作之余,我们也有着很多相似的爱好。而她有的一些特质也是我所喜欢类型的统一体,比如她爱画画,喜欢写日记,喜欢逛北欧风格的桔梗店,喜欢周末下午在那静静地看书……大多数漂亮的女孩,都会有一种让男生望上去不敢接近的感觉,她倒没有,很随和,与我的朋友相处总会很快打成一片。众多特质当中,最吸引我的还是她的独立而又不失感性。当然,两个人生活在一起的时候,避免不了各种鸡毛蒜皮的小事。庆幸的是,我们曾经也都为自己找到那个对的人而下定决心对彼此负责,走向婚姻。从买房,到婚纱照,到定酒店,我们按部就班地一点一点向婚姻殿堂迈进。在这个过程中,我们克服了许多困难,由于我们都是不想靠家里而自食其力的人,所以一切的预算都要我们精打细算,这样对于我们来说,才有特别意义。我想那首《一起吃苦的幸福》应该就是这种感觉吧。正当我们大步走向人生当中重要的时刻,命运却开始与我们开玩笑了。

　　说起这个玩笑,我到现在也是一头雾水,这不得不提到与我有一段特殊关系的大学同学。记得那天(我们还有一周就取婚纱照了),接到婚纱摄影的客服电话后,随即接到了大学同学岩的来电。岩在电话中,语气少有的缓和低沉,告诉我他来无锡出差,希望一起吃个饭。挂断电话,脑海里想起了很多大学和他在一起的片段。虽然我们在大学期间是最好的朋友、哥们儿,用现在的话来说,叫"好基友",然而我们也有过一段复杂而难堪的经历。我们因为各种说不清的原因，"走"到了一起，也因为这个，有过一段尴尬而又摆脱不掉的关系。他对于我来说，应该是一个不可替代的人吧。而这个时候，他也步入婚姻进行曲的状态，但与我不同的是，他是奉子成婚。

见到他的第一感觉，精神异常的颓废，不像是一个快要结婚的准新郎。吃饭期间，他告诉我已经定了婚礼的日子，还问我进入了哪个阶段。我告诉他，其实我已经回老家办过婚礼了，只是在无锡还没有办，正在订酒店，婚纱照还有一个星期就可以拿到了。只是，在各种询问期间，看不到他该有的快乐或者不快乐，好像一切对他来说都是那样的无所谓。总感觉他是欲言又止，又心不在焉。饭后，我送他回酒店，对他这种异常，我道出了心中的疑问。在百般询问之下，他告诉我说他得了绝症，活不了多久了（现在想来，大多数刚刚确诊艾滋病的人，应该都是这样的心态吧）。这样的结果，我毫无防备，因为从外表来看，除了精神状态不大好，看不出身体有什么异常。难道他得了什么癌症？我还漫不经心地说，"什么绝症，还活不了多久了？再说现在绝症有那么好得的吗？只要不是 HIV，即便是得了癌症，现在大多数都可以治愈了……"他开始沉默不语。"你该不会真是 HIV 吧？"，我问道。他默默地点了点头，说是婚检时查出来的，已经有一个多月了。顷刻间，我大脑一片空白，不知道说什么，他也似乎欲言又止。那一晚上，我在酒店陪了他一夜。一夜的辗转反侧，精神恍惚地被噩梦惊醒，想起了很多大学时我们在一起的不一样的时光（只是，在这里，我不想过多描述我和他之间特殊的那层关系。毕竟，这一段回忆对于我和他而言，已经没有任何意义。我只想说，每个人都有一些不为人知的经历吧）。

第二天，与他拥抱告别，然而我却没有任何可以说得出口的安慰话，那时的我也相信，再多的安慰也不是一剂良药，并不能减少他的痛苦。昏昏沉沉地回到家，面对女友的各种问题，我也是有一搭没一搭地无心应答。紧接着，一种莫名的恐惧袭来，我突然意识到近一年当中，经常感冒发烧，近两次的公司体检都是淋巴结肿大，并非只是工作压力太大的原因。再加上周边的人都说我近半年越来越瘦，我一下瘫坐在沙发上，不敢再想下去。吃过早饭，神情恍惚地上了班，一整天都心不在焉，各种恐惧、各种怀疑接踵而至。我想，有很大一部分患者都经历过那个恐"艾"的时期，都会将各种身体不适联系在一起，一边想着"糟了，我肯定是感染了"，一边又心里默念"不可能啊，上天怎么会对我这么不公平"，不停地祈祷,希望自己没事。很多人怀着矛盾的心情去检查,在等待结果的过程中就已经双腿瘫软。是的,我也一样。第二天,我没有去上班,悄悄跑进一家医院去做检查,面对医院护士各种差异的目光,我故作镇静地说做 HIV 检测。抽血的医生告诉我二十分钟左右出结果。可没想到,我足足等了近一个小时。那时,我坐在医院的等候休息室,其实已经浑身发抖,我不敢去问医生结果为什么还没有出来,就好像在默默等待死亡宣判的时刻,我也分明看到抽血的医生时不时地在打量着我。当一位年纪稍微大一些的老医生叫到我的名字,让我单独到里面的办公室谈话时,我知道,"法官"就要向我宣判"死刑"了。现在再看这"死刑",确切地说应该是"死缓"吧(我现在想说,当我回忆起这一段的时候,已经是浑身颤抖,生命的脆弱对一个人来说是无法想象的,有一种心理上的害怕和恐惧其实根本不受人的理智控制)。

我不知道我当时为何那么平静地走进去,听医生告诉我如何去市疾控重新检查确诊。总之,就想快点听他说完好逃离。走出医院,走在熙熙攘攘的马路上,眼泪就是不由自主地往下掉,大多数患者应该都经历过这个时刻,有的人异常激动,哭天怨地,有的人各种骗自己说不可能,用各种疑问去质疑医生,是不是检查错了……我也一样,一个人在马路上体验着这一切,什么都不愿去想,不知道要去哪,可就是停不下来,胡思乱想。一会想,这婚还结不结了,女朋友怎么办? 将来父母怎么办? 我还能活多久? 一会想,我怎么会感染的,我怎么这么命苦? 一会想,死的时候,会不会像网上看到的那样,浑身各种溃烂,难受不堪? 一会想,身边的同事、朋友知道了怎么办? 他们会如何看待我? ……我相信,那一天是每一个感染者想得最多的一天,脑袋像要爆炸了一样,急着想将来,间接性地哭泣、难过,好像快要窒息了似的。对于一般的痛苦,当自己承受不了的时候都会给最亲密的朋友或者亲人打电话倾诉。我相信,对于这样的打击,大部分患者都选择了独自承受。每个人也都有属于自己的情况要面对接下来的事情。我不太清楚那天下午都走了哪些地方,直到女朋友打电话问我怎么还没有回家,我才突然意识到,这件事将要给她带来多么大的打击,大到我根本没有勇气去面对,又必须要去面对。

对于我怎么回到家,怎么跟女朋友开的口,她是多么的不可置信,一整晚的哭泣,我实在是不忍心来回忆。我让她第二天请假,一早去检查,我也请假,在家等她的检查结果。一方面,我没有勇气陪她一块去,再次面对医生们的异样目光；另一方面，我实在不敢想象，如果结果不好，我该如何去面对。我相信大多数有老婆或者女朋友的人，都想过如果因为自己把艾滋病传染给了对方，那是连死的心都有的。庆幸的是，她初次筛选阴性。于是我们在网上又查各种相关资料，确认是否存在假阴性的可能，也知道了这并不是最终结果，还要等到三个月后再次检查。我知道，这三个月，她是多么艰难地走过来，对于一个女孩子，这种恐惧她是承受不了的。记得，那段时间，她陪着我，我安慰着她。我们一起去吃饭，听到音乐就莫名地哭了起来；我们一起去KTV，一边唱一边哭；我们去拿婚纱照，在河边一边看一边哭；我们去跟朋友们说，说我们不结婚了，分手了，不合适，什么都不想解释。最难的是，面对她的父母，怕最终结果没出来之前，让她的父母担心，我和她说好不能马上告诉他们真实的理由。于是我制造了各种假病历，来骗她的父母，这婚我们结不了，她也配合着我在父母面前演戏，说我俩没有缘分，认命了。她还说不想自己将来一个人过，趁现在没结婚，不如分手。那一阶段，我都不记得我们四个人就这样谈了多少次，父母的各种质疑，也随着她一个月、三个月的检查结果阴性，慢慢地知道真相后停止。就这样，我真正地离开了她。

"啊，我终于失去了你，在拥挤的人海中……当所有的人离开我的时候，你劝我要耐心等候，并且陪我度过生命中最长的寒冬，如此的宽容"。一首《我终于失去了你》，对她的形容恰如其分。那个时候，她从未问过我是如何感染的，我们在一起的最后三个月，她告诉我，从现在开始，珍惜生命每一天。我记得我们看的最后一场电影是《被偷走的那五年》，哭着离开电影院，她还幼稚地对我说，想给我生一个孩子……有那么一段时间，我知道她是不想离开我的，她一直在期盼我能勇敢地说出，我们继续结婚吧。可是，我不能，我没有那个勇气承担这个责任，没有勇气面对她的家人，没有勇气去想哪一天我走了，留下她孤苦一个人，无依无靠地走完剩下的时光。

这一年多来，我看着她也成长了很多，从一开始我不停地安慰她，到现在她面对现实，时而关注我的健康。我相信，这对她来说也是一个最大的考验。我告诉她，一切都会好起来的，上天注定了我们不合适，不能在一起。从此以后，你要仍然相信爱情，会有一个更加爱你的人在将来默默地等着你。而我也会好好地善待自己，做一个积极乐观向上的人，摆正心态，积极接受治疗，珍惜生命中的每一天。不会再去为了工作拼命加班，拼命赚钱；也不会因为工作中的各种小事与同事、领导争论得喋喋不休……

在这里,我不想过多描述我是如何艰难地走过这一年,因为我相信每个病友都有着属于自己的艰辛。只是有些患者,正经历着恐惧与各种消极。我想说,走过这一切的,都知道应该如何走完剩下的时光,这是生活给我们的一种考验,经年之后,有的人会发现,上帝给他关上了一扇门,却又给他打开了一扇窗;有的人会发现,上帝永久地给他关上了那扇门,其实,只在一念之间。

如果你已经从最艰难的低谷走出来,那么还有什么值得去计较的。且行且珍惜……

后记

我的前女友,她现在已经走进了另一段感情,也比那段时间开朗了很多,从和她打电话聊天的语气就能感觉得到。我的大学同学,现在也已经结了婚,生了宝宝,母子平安又健康。而我,现在正享受着一段属于自己的惬意生活,每天很轻松也很快乐。我已经开始服用抗病毒药物,身体状态与精神状态也趋于正常。我相信,每个人都会越来越好,只要心存信念,热爱生命,不放弃自己……加油!

（滨湖迹生）

心中有阳光，每日都晴朗

　　这两天在群里连续看到几位病友的文章，回顾了从确诊到治疗这几年的心路历程。每一篇文章都很有感情，让我原本平静的小心脏又起了波澜。我自己也真的忍不住想和大家分享我这几年的感受和经历。确诊感染艾滋病三年了，真的已经三年了。从最初的一无所知和无措，到现在的淡定和从容。我想说，坚强地面对生活给我们每一个的安排。没有过不去的坎，因为有爱，就有希望。

　　记得 2014 年 4 月 24 日，我开着车从宜兴回来，一天的工作让我感到很疲惫。到了十八湾，感到身上发冷，要发烧了。我坚持着回到家，吃

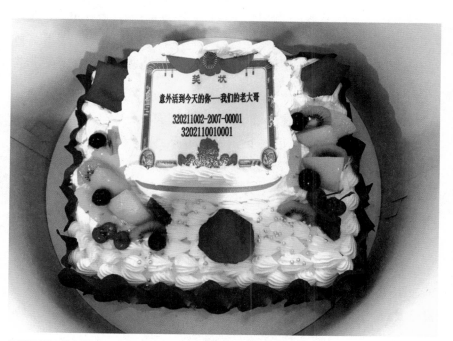

无锡滨湖区首例接受抗病毒治疗感染者十周年庆生活动

了感冒药,早早地睡觉,想着第二天又可以活蹦乱跳地去工作了。半夜,非但体温没下来,还开始拉肚子了。就这样,基本一个晚上没睡。凭以往的一些医学知识,我觉得没问题,还是继续吃感冒药和腹泻药。但连着三天的高烧和腹泻,我已经瘦了8斤。不行,得去医院了。喊上我哥一起就去了市中心的一家医院。急诊医生告诉我要做详细的检查,在一堆化验单中,我看到HIV检测的项目。当时心里咯噔一下:发烧和腹泻会与这个有关系吗?顾不上多想,就一个一个项目去做。所有的结果都是正常。当天就住了留观病房。第二天,我哥告诉我说,回去吧,是病毒性的,挂水没用。回家再说吧。我还特别问了一句,不是还有个HIV的报告没出来吗?我哥说回去再说吧。到了小区门口,我哥告诉我,你的HIV检测报告是阳性。不过还要等疾控中心的最终确认结果。接着他又说,没事,我上网查过了,就算真的是阳性也没事。你现在处于艾滋病的潜伏期,发现得比较早,及时治疗问题也不大的(虽然现在知道,我哥的信息并不准确,但在当时,却是我对HIV最直接的了解)。

接下来的发展就十分具有戏剧性了。先是那个市级医院居然忘了把我的血样送疾控中心确认,让我再等了一个礼拜。后来疾控中心的结果又是不能确定是否感染,需要再复查。就这样,我连续在市疾控抽血化验了三次(这个过程认识了市疾控中心负责艾滋病的成医生。他非常耐心地介绍了相关的疾病知识和治疗方法,也让我进一步了解了这个病,使我内心平静很多)。得出的结论都是不确定,而我就在这个过程中一直发烧近2个月。最后还是在成医生的介绍下去了市五院,认识了陈主任。就在陈主任安排我住院的那天,成医生把市疾控中心的确诊报告亲自送到了我的病床前。

或许因为从初筛阳性到确诊阳性时间比较长,我有时间去思考如何接受事实;或许我的体重一下子降了30斤,让我看上去轻盈不少;或许以往的信仰让我相信有果必有因,自己做的事就要去面对。总之得知艾滋病确诊阳性的我并没有非常焦虑,反而对意外的减肥成功开心不已。

住院的第一天,就发现腰背后出现几个连在一起的疙瘩,会是带状疱疹吗?旁边病床的病友热心地告诉我,去哪里买中药,然后敷在患处,几天后竟然奇迹般的没有任何不良感觉地好了。这也让我第一次亲身感受到病友间的温暖。另一个病友也很耐心地普及了基础知识,比如什么叫CD4,什么叫耐药,什么是病毒载量等等。因为住院,认识了市五院的医生陈主任和护士任大姐。从她们身上，我看到了和以往一般的医生完全不同的工作方式。原来艾滋病感染者这个特殊的群体还有专门的群，突然发现身边居然有这么多的艾滋病感染者，觉得以前的侥幸心理真的太幼稚了。

半个月的住院顺利结束，体温正常，身轻如燕，CD4 也触底反弹，一切都在向好的方向发展。为了我的重生，我改了我的网名。而这个名字也从此和我紧紧联系在一起。而这个时候，给我的新考验又来了，我要开始服用艾滋病抗病毒药物了。

以前也吃过药，从来没觉得怎么样。这次从疾控中心拿到艾滋病免费治疗的药物，还是第一次。看到五颜六色的药片，第一个反应是，这辈子要和你们天天见面了。看到群里大家在谈论吃药的反应，还是有些忐忑。因为我的用药组合里就有大家都在说会致头晕的药物依非韦伦。一个病友告诉我说，没事，就跟喝醉酒的感觉差不多。不管怎么样，与生命比起来，这点小事算不了什么。在 8 月 2 日的上午 8 点，终于服下第一颗药齐多夫定。一个小时，两个小时……半天下来也没事。总算松了一口气——应该没事了。晚上，一次服下三颗药，静静地等待传说中的醉酒感觉。一个小时后真的觉得头好像很重，赶紧躺上床，以为这样就可以了，睡一觉就没事了。就在我半梦半醒的时候，突然感到自己陷入了万丈深渊，不断地向地球深处甩出去。巨大的恐惧感让我立即睁开了眼睛。一睁开眼，什么都没有，似乎能听到楼下有人在说话，说的什么一个字都听不到。不由自主又闭上了眼睛，立即又进入了旋涡飞出天际的感觉。我想喊救命，可是喊不出声音，意识又告诉我，不可以吵到我的家人。我只能牢牢抓住床边椅子的扶手，生怕自己真的会陷入旋涡。就这样挣扎着，煎熬着。也不知过了多久，突然觉得什么都没有了，脑袋又恢复了正常。我抬手看了一下手表，是半夜 1:30。外面一片寂静，而床上的我在空调房里已经是汗流浃背，头发都可以滴出水来了。这就是吃药的感觉吗？这就是我下半辈子都要过的生活吗？这样的煎熬我能承受多久？此时此刻，生命已经不重要了，无尽的恐惧才是最难面对的。第二天，依然是老时间吃药，我已经提前抓住了椅子，生怕第一天的噩梦又重演。老天保佑，倒还好，除了有点头晕，没有那样的感觉了。可是我还不敢睡，一直挨到半夜，头脑清醒时才敢放心睡去。

就这样一天天过去，不适的感觉越来越轻了。原以为药物反应就此过去，可全身又出现了大面积的皮疹。在群里和大家交流，大家告诉我对皮疹不要忽视。我赶紧去市五院找陈主任,她告诉我不算太严重,先观察再说。大姐鼓励我坚持,抗过去了就好了。好吧,虽然不知道还有多少情况会发生,每天准时吃药,已经成了我的习惯。服药的依从性在我这里从来不是问题。而上药后半个月的检查也告诉我一个好消息,我的 CD4 从半个月前的 169,上升到了 310,上升的幅度很大,说明治疗效果较好。医生的鼓励,病友的支持,让我更增强了信心。突然觉得,感染了艾滋病也真的没什么,好好吃药,没什么大不了。

上药半年后,经过夕阳情怀的介绍,我加入了滨湖彩虹家园,也认识了风风火火,每天忽闪着一双美丽大眼睛的龙女。每一次和她的交流,都会得到很多的正能量。而且她作为一个普通人,已经无缝融入我们这个特殊的群体,对我们这群人非常了解,这让我难以置信。在彩虹家园这里,同性恋从阴暗的角落变成大多数。大家可以那么随意地交流专属话题,真有点找到了归宿的感觉。每一次的例行体检,CD4 数值和比值节节攀升,几乎已经让我忘记了自己艾滋病感染者的身份。甚至有病友开玩笑说,我的是误诊。第一次听到这个话,真的让我泪流满面,因为原来的生活再也回不去了。擦干眼泪,告诉自己,那又怎么样呢?因为自己的行为付出了代价,老天永远是公平的。但从此以后,我更加珍惜生命,不熬夜,注意休息,每三个月准时去检查身体。请问哪个健康人可以做到这样,坏事也可以变成好事,也算把原本减去的生命又补了回来。塞翁失马,焉知非福?同时,在艾滋病感染者这个大家庭中,可以在群里尽情抒发情绪,让我们原本无法明示的话题,有了最合适的交流场所,在心灵上也得到了慰藉。

虽然眼下还有很多的不如意,但比起 1988 年就确诊的美国明星洛加尼斯,比起十年前吃依非韦伦药物都要走后门的病友,我们现在的医疗条件好了太多太多。诚然,现在我们还不能够公开我们艾滋病感染者的身份,还是会有个别拒绝我们的医生,那又有什么呢?我们过好自己的生活,碰到特殊情况,已经可以通过沟通协调得以解决。我不想说,活一天就精彩一天这样安慰人的话。但我想说,我们可以带着"艾"正常生活,因为我们都是有爱的人。心中有阳光,每日都晴朗!!!

(滨湖太湖)

飘动的红丝带

　　伴着《飘动的红丝带》这首歌曲,脑海里想起了过去近4年生活的点点滴滴,现在的自己心态平静了很多,已经从最初的压抑、想不开的心态走出来了,也看开了很多。还记得自己第一次拿起三个药丸吃下去的那一刻,医生说过这一刻将终身伴随我。而且只要按时吃药,依从性好,就能够和正常人一样工作、生活。那时自己的心情无比纠结,也想过不要走下去了,但是不走下去,怎么面对父母,不能让白发人送黑发人,那将是人间悲剧。父母了解我的事情后,由于不懂艾滋病是个什么样的病,不知所措。父亲久久没有说一句话,只是在一边落泪,那大概是种恨铁不成钢的心情。

　　第二天,我偷偷离开了家,因为我不知怎么面对家人。本来以前就经常撒谎在外面混,春节也不回家。父母心都凉了,舅妈千方百计打听到我的消息,让我回家。可是火车停靠在石家庄站的那一刻,我又一次离开了,因为确实不知怎么面对家人,再加上这样的事情,我觉得自己对不起父母,随后还是踏上了北上的火车。在这之前我通过百度了解到这个疾病有相关的病友群。有个群的名字叫白桦林,群里很多人都说在北京治疗会更好一点。到了北京,北京的疾控中心说必须要有北京的暂住证才可以留在北京接受治疗。当时我身上只有200多元钱。没有办法,我只能隐瞒实情,找了家餐饮企业上班,办理了北京的暂住证。上药后,自己哭过很多次。在北京的2年中很少给父母电话,我知道他们心里不是没有我,只是电话接通后自己也不知道该说什么,不敢听到他们的声音。家里人都知道了我的事情,父母承受着巨大的压力,很多同龄人都已成家,村里也有了流言蜚语。母亲因为压力过大,经常哭得眼睛都模糊了。记得有次我打通了电话,妈妈哭着说,孩子好好地接受治疗,想家了就回来，爸妈不怪你了。听到这句话，电话这头的我痛哭流涕，心中的委屈一下子爆发了出来。我哭着说，妈妈，儿子对不起你，儿子不孝，没能为你争光，还出了这样的事。母亲说，不管怎么样你永远都是我的好儿子，在外面诚心待人，勤快点，爸妈代替不了你受罪，只要你好好的，家门永远为你敞开。

从那以后，我更加努力地工作。我不知道如何去弥补自己的过错，只能多挣钱贴补家用。可能是自己以前不知道什么是爱情，只是憧憬同志感情，但又不知如何面对，如何相处。也许是年轻气盛，说实话，我约过很多人。不怕大家笑话，人总是有侥幸心理，我总觉得艾滋病离自己很远。但是就是由于这种侥幸心理，上帝给了我"艾滋病"这样一个炸弹，炸得我不知所措。过去的事情不多说了，终归是人生中的经历。现在的自己很开心来到彩虹家园，认识了很多朋友，认识了自己很依赖的周姐。是周姐给予了我很多帮助，不管从心理上还是生活上。在此，我

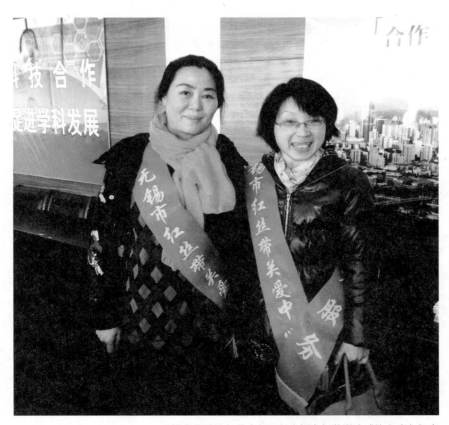

无锡市五院陈仁芳主任和任大姐参加艾滋病感染者病友年会

只想对周姐说声,姐,辛苦你了,真心谢谢你,谢谢你对我的期望,我会好好加油的。我也希望更多的病友遇到什么事情都可以敞开心扉说出来,大家相互帮助,共同面对。生活很精彩,让我们一起挥动红色丝带,关爱更多的人,用自己点点滴滴感恩现在,向零歧视出发,好好加油。人的一生中难免有挫折,难免犯错误,只要用积极的心态面对每天的生活,我们就能用自己的双手创造更加美好的未来。

（滨湖石头）

我记忆的云上斜挂着的月牙儿

我仰头看见了月牙儿,带着点寒冷的一钩儿浅金。多少次了,我看见跟现在一样的月牙儿,我坐定了看它,它一次一次地在我记忆的云上斜挂着。

第一次,带着寒气的月牙儿在我儿时记忆的云上是酸苦的,它那一点点微弱的浅金光儿照出我孤单的影子。那时我十岁吧,穿着短灰棉袄的高瘦小孩。天色变暗,下起雨来,雨点儿在窗台跳跃,放学的铃声响起,教室的门开了,出来站了一会儿,身上的热气就散了。我张望着,我该回家了,母亲没有来。雨滴落进我的脖颈,是凉的!寒风吹向我,用手可顶不住,我战栗着!嘈杂的混乱中,被撞了一下,我摔在泥坑里,想就坐在这泥里吧,不起来了。天色暗下来了,渗进棉衣里的水是冷的,得爬起来,我得赶路回家。

见了我的一身泥泞,母亲劈头盖脸骂着,用量衣服的木尺打我,责备我把这破衣裳弄脏……那夜,我独自在台阶上看向月牙儿,家里人都忙碌着,没人顾得上我。冷,饿,可是没人理我。

我又长高了,叔叔带我去南方的厂里打工,那天车开了多久,我记不清了,总该是离家很远很远吧。厂的四周漆黑,背着个大包,我跟在叔叔后面一直赶路,只听见机器的轰鸣,门卫室的灯光是冷色的,照出的人影也是可憎的。待了两年,怎样进的厂,又怎样出来的,我已经模糊了,只记得天黑时云上的月牙儿。

二十岁时,想着开个店赚钱。可开店的钱被人偷了,那天抽了十包便宜的烟,头很晕,我感到了自己的悲惨,不能不哭了,可是我的哭声被这城市的喧嚣压下去了——那夜,我一直坐到了月牙儿落下去,什么也没有了……

生病了,我哭了好久,谁都帮不了我,得活下去,得赚钱! 我又找了个厂子,这厂挺好,加班是多算钱的。活着总是需要钱的,想过得好一点,我是不请假的,得坚持,得赚钱治病!

做梦的时候:我似乎看到母亲温柔地拉我的手,关切地给我包饺子,妈妈这时的声音和手都是暖的! 厂里扫地的阿姨给我送了两个粽子和一个水煮蛋,说离家在外要照顾好自己,粽子里的枣是甜的! 那天钱没丢,我也没有得那个病。

半夜醒来,顿了一会儿,缓过神来,我仰起头,又看见了我的好朋友,月牙儿! 多少次了,它带着种种不同的感情,种种不同的景物,它唤醒了我,像一阵晚风吹破一朵欲睡的花。

（滨湖宏伟）

幸福的六年

六年，时间已经过去整整六年了，试问人生有多少个六年？自从27岁硕士毕业踏上社会，在我人生事业刚刚起步的黄金时间，我很不幸地"中枪了"——感染了艾滋病。从确诊的那天起，我开始认真思考我的人生该如何度过，该如何规划好以后的每一天。

2011年7月23日，那个甬温铁路特大事故，已经慢慢淡出了人们的记忆，可我一辈子都无法忘记那一天。因为就在同一天，我接到了一个陌生电话，一位自称来自某疾控中心的医生，用其略显低沉和悲戚的嗓音告诉我血液体检有问题，需要去他那里详细面谈。我心里隐隐觉得自己的检查结果不乐观，可能感染艾滋病了。

我清楚地记得那日的天很蓝，云很白，知了勤快地趴在树上不停地叫，我手中拎着电脑包即将启程出差。可是，一切都因为这个电话停止了，一切也都因此发生了巨大变化。我在想，我接下来要怎么安排我的人生，没有难过，没有倒下，也没有歇斯底里，因为我知道，我要自己去面对，更要自己做决定。

改变了行程，如约出现在今后我一辈子都要打交道的疾控中心门口。一个年轻的男医生将我领进了隔壁贴着"心理咨询"的小房间，开始对我进行心理疏导，俗称聊天。可是不知是我心理太过强大，还是我过于麻木不仁，最后换成我安慰他了。原本为我准备的纸巾和温水也都被他用掉、喝光了，而我一直冷眼默默观察着开导我的这个医生。从那一刻起，我知道，他只是一个病人档案资料管理员，而我们只能靠自己。快下班时，我走了，晚霞照亮了我的背影。

从那天起，我的人生发生了变化，也都一直按照我的计划在行进。服药后身体有副反应，虽然住了院，但很快就好了。将父母送到了姐姐家，工作调动到了无锡，换一个陌生的环境重新开始。每天按时用药，增强依从性，注意饮食，增强营养，适度锻炼，提高免疫力，正常工作，勤勉自强。我忽然意识到，原来我的生活并没有变化。唯一变化的就是，从六年前开始，我开始"占国家便宜"了，每天服的药是免费的，每年定期检查的 CD4 和病载也是免费的，突然间觉得自己"赚了"。

同事及朋友们关于任何养生保健的问题都来找我，烦恼忧愁的事情也爱来找我倾诉。从那时起，我觉得自己还是一个能创造价值、为他人分忧，以及努力实现自己梦想的人。原来一切都没有变化，如果有人说变了，那我可以肯定地说，变的其实是自己的内心。

六年来，我有了新的收获，收获了得来不易的真正爱情，以及亲密无间无所不谈的友情。事业上虽然从头开始，但我相信我的选择，我觉得我做的是有意义的事情。多年的知识积累，以及管理工作经验的沉淀，使我更擅长于未雨绸缪，看得更长远。所以，我可以坚定地说，在看透了人间生死离别和世间百态后，我会更加冷静淡然，却又充满希望与斗志地生活下去。

我们无法决定生命的长度，但可以丰富生命的宽度，用自己的双手，打造不一样的六年，还有更长久的十六年、二十六年，相信自己！

（某病友）

活着

　　当寒冬再次降临这个江南小城的时候,接踵而来的雾霾和瑟瑟的冷风中,偶尔飘着几片雪花,刺骨的湿冷,让这样的冬天异常难挨。那天,我又感冒了。最近感觉很疲劳,经常感冒好了没多久又感冒了。去医院检查白细胞降低,医生考虑是病毒性感冒,让我在家休息。因为一直有低烧,所以在这样的冬天里更是觉得寒冷,有时候半夜里会出汗,衣服都会湿透。当过年的爆竹声此起彼伏,家家在吃团圆饭的时候,我却一点胃口都没有。后来又开始连着一个月腹泻和呕吐,人也越来越消瘦。父母看我病成这样,心急如焚,要带我去医院检查。可是我心里隐隐感觉,我可能感染艾滋病了。这些症状都是感染艾滋病后急性期的症状。心里无比恐惧和无助,我该怎么办呢? 自己拖着虚弱的身体偷偷跑到另一个城市找了一家医院检查艾滋病。

　　当我拿到报告结果是可疑阳性时,虽然还心存侥幸,但是内心已经知道,可能完了! 在网上查了很多资料,越来越感觉害怕无助。自己又去疾控中心验了血,结果还是可疑阳性,要等确认报告结果。每天还是发烧、腹泻,人越来越消瘦,走路都没什么力气了,两个脚麻得都不像是自己的。后来疾控中心的医生打来电话说,确认报告结果还是可疑阳性,让我一个月后再次去抽血复查。当血从我细得像竹竿的手臂上流出来的时候,我感觉自己像快要熄灭的蜡烛,常常会有幻觉,自己恍如到了另一个世界。也许我的生活将会就此改变,自己以后将如何面对今后的生活,身体和精神都处于崩溃的边缘。自己已经连开车的力气都没有,体重一下子掉了30斤,自己都不敢在镜子里看自己,曾经意气风发的面庞,现在是死灰色的阴暗瘦削。我还能活多久? 内心的恐惧渐渐发酵变得麻木,进而是绝望。

　　在父母的再三追问下,我道出了实情。我想当他们听到艾滋病这三个字的时候可能不只是震惊。我想我太残酷了，我真的无法体会他们那时候的心境。后来我知道，他们不止一次地背着我流泪。父亲真的很伟大，他什么抱怨都没有，什么责怪都没有，他想办法带我找到了区疾控中心的医生，他要救我！在那里，医生从专业的角度让我们对这个病有了进一步的了解，而且没有丝毫的歧视和冷漠。这也给了我面对艾滋病的信心。在疾控中心医生的关心和帮助下，联系了市五院的医生和市疾控中心的医生，在最短的时间内检查了 CD4 细胞计数，结果数值已经非常低了。同时也拿到了最终确诊艾滋病的报告，而且我的症状表明我已经处于艾滋病发病期了，有机会性感染了。但是在医院检查的很多项目都查不出是哪方面感染，因此也无从治疗。

病毒不停地吞噬着我的身体，我的免疫系统、我的身体每况愈下，我想放弃了。疾控中心的医生打电话鼓励我，市五院的医生建议我去上海公共卫生中心检查治疗，并且帮我联系好了医生。在那里，我见识了艾滋病有多么严重，好在我还算症状比较轻的。在那里，大家面对的都是同一个病魔，在那里，没有歧视和有色眼镜，医生和护士用他们精湛的医术，帮助我们这些无助的人与病魔斗争。病友之间也是相互鼓励打气，志愿者为我们提供各种咨询和服务。我的机会性感染治好了，也开始吃上了免费的艾滋病抗病毒药物，各种症状慢慢好转，人也渐渐有了精神。虽然这是一个艰难的过程，还有种种的药物不良反应，但是最终在死亡边缘我被拉了回来！

春暖花开的时节，我出院了。回家路上看到路边的迎春花和成片的油菜花开放的时候，我眼睛湿润了。经历了生死轮回，好像又回到了这个世界，感觉这个世界是多么美好啊！真的要感恩父母的理解和支持，感谢关心帮助我的疾控中心医生，感谢医院的医生和护士，感谢国家的政策，这些都切切实实让我感觉到了什么是大爱！

两年后的今天，每天看着日升日落，身体里的病毒越来越少，免疫细胞越来越多。我依然神采奕奕地活着，而且已经投入了新的工作中，为社会做着自己的小小贡献，我已然脱胎成了另一个新的我！更加坚强，更加豁达，更加乐观，更加懂得珍惜和感恩！当又一个冬季来临，当新年的气氛越来越浓烈，我相信绝没有完全的黑夜，我们的爱都会进入明亮的住宅，人生最艰难的经历都会变成我们自己最宝贵的财富。

（新区九日）

我是一个快乐的大男孩

谈起艾滋病,要从2009年开始说起。2009年的时候,因为爱好体育,我注册了新浪微博,也关注了同性恋亲友会吴幼坚阿姨,她的粉丝里有很多感染者,我也关注了。从那时起,我开始了解艾滋病,了解每一种药物,从病友的微博里知道了他们每一个药物组合的副作用,就好像是为今天的我准备的。那时候的我,是一个单纯得不能再单纯的孩子,我本来刚开始计划"出柜"的,也觉得艾滋病离我很远,没想到现在的我也感染了。我觉得自己已经谨慎得不能再谨慎了,可还是感染了。

某人说,是为了等他吧! 也许吧,他是我第二个男朋友。2015年5月,我从三亚回来,又去了浙江玩了几天。到浙江的第二天就高烧,烧到我整个人都不好了,半夜去医院打了点滴,烧退了,又烧,反复高烧。我就在医院查了血,医院查完我又去了疾控中心。医院的检查结果是第二天早上出来的,可疑阳性。我没有惊慌失措,因为我知道自己就那么一次高危性行为,感染的概率不高。我抱着侥幸心理,徘徊在市疾控中心门诊,反复来回几次都没有勇气走进去。我最终还是鼓起勇气去抽血做了检测。市疾控中心的结果下午出来的,那里的医生告诉我说,结果可能不好,要复查一下。我低着头说:"知道了"。接着又去重新抽了血样,当时的我没有害怕,因为我已经对艾滋病太了解了。后来复查结果出来了,我被确诊感染了艾滋病。

接下来,我又来到南京二院做了相关的检测。在等待结果的过程中,我期待每一项结果。大部分检查结果还好,没有太大的问题,只是CD4的结果只有44,非常低了,也就是我的免疫功能已经很弱了。医生给开了处方,直接让我回来给疾控中心医生,然后领艾滋病的药。第一次与疾控中心工作人员交流的时候,工作人员被我阳光、乐观的态度给吓到了。随访的工作人员对我说,他从未遇到新确诊的艾滋病感染者心

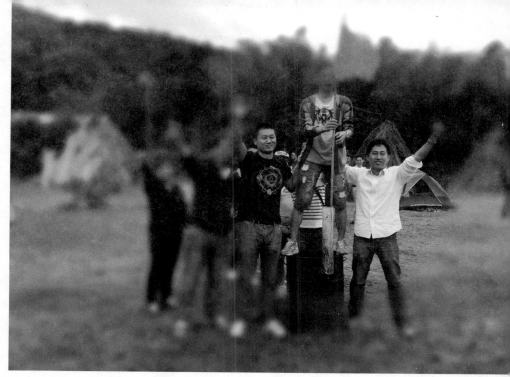

医护人员和艾滋病感染者一起参加户外拓展活动

态会如此平静。我对工作人员笑笑说，当了解了艾滋病后，学习了很多有关的知识，所以就不用担心什么了呀。其实，说白了，艾滋病也就是一种慢性病而已，没什么的，只要好好配合治疗，也能够和健康人一样生活。

十五天后，我再次来到了疾控中心。工作人员嘱咐我，用药期间一定要当心出现药疹，如果出现药疹，要及时去医院看感染科。好在上药前期的这十五天，并没有出现所谓的药疹，我很开心。但事实上，前期上药的第五天到第二十五天里，身体还是出现了一些如犯困、没有食欲、恶心等不良反应。但是我逼着自己吃饭，吃了吐，吐了再吃。后来我就把工作辞了，干脆好好休息！三个月以后，CD4 升到了 220，免疫功能逐步恢复了。这个结果，对于我来说比中了奖还兴奋！

现在我已经服药两年，艾滋病病载早已低于检测限，CD4 细胞计数升到 300 后，中间也有过波动，这些都属于很正常的现象。这两年，我还是很注意自己的工作节奏，让自己休息好，没有感冒、发烧，感觉身体比身边同事还要好。平时也会去打打球、骑车、逛逛公园，我从没有把自己当成一个感染者。只要保证依从性，相信现在的医疗水平能够让我们可以像正常人一样生活，只是每天比别人多吃了几颗药而已。

曾经有一个选择题，尿毒症、白血病、癌症和艾滋病如果必须选一种的话,绝大多数人都会选择最后一项——艾滋病。因为国家提供免费的治疗药物,不用花钱,发现就可治疗,寿命也可以和普通人一样,不会影响生活、工作。所以,有些事情当我们改变不了的时候,需要我们换个角度去看问题。改变不了现实,那我们就坦然去接受,乐观去面对。而不是遇到了问题,去自责,去哭泣,去怀疑自己能活多久,整天在噩梦中度过,有那么多时间,还不如去学习和了解它,例如该怎么申请上药,什么时间去检查身体,上药前该做好哪些准备等等。

我没有那么好的文笔,写不出那么精彩的文章。但是我只知道无知比歧视更可怕!当身边有人聊到艾滋病的时候,我都会去向他们普及知识,让他们知道艾滋病并没有那么可怕!

(某病友)

我和病毒赛跑

　　我是阿材，就在 2017 年里，我的整个人生发生了巨大变化。不能忘记 1 月份我确诊艾滋病的那一天，好像对于艾滋病感染者来说，都会牢牢记住那一天的。那天疾控中心来电话，让我去拿艾滋病确诊报告单。接到电话的那一刻，我当时突然发不了声了，屏住呼吸，脑子彻底懵了，不知所措。因为肺部感染我当时还在住院，这个噩耗让我只想找个洞钻进去。这个噩耗对于我来说，打击太大了，感觉所有的一切都没有了。"我应该怎么办？"，我默默地问自己。

　　接完电话后，我跟医院的医生请了假，鼓起勇气到疾控中心登记信息。去疾控中心的路上，感觉到自己的双脚一直发抖，双腿发软。来到疾控中心的大门，我还给自己不断地打气。随访医生帮我登记后，就直接安排我到市疾控中心检查 CD4 细胞计数，如同闯关一样，心惊胆战。

　　身体检查结束以后，我开始服用抗病毒药物。但是用药快 2 个月以后，CD4 细胞一直上不去，用药 7 个月的时候还是低得离谱，连医生都说风一吹就会倒地。医生建议我先不要上班了，要么要命，要么要工作，自己选择。在医院徘徊半天，我想通了，不能蠢到不要命。我把手头工作赶紧安排了一下，立即住院。入院后半个月还没有一点起色，医院的陈主任再次提醒我要去上海做病载以及耐药检查。上海检查结果出来以后，我拿到报告后直接被吓到了，艾滋病病载特别高，而且对好多药物都耐药。所以，也难怪治疗了快十个月了，一直没效果。不过庆幸的是终于找到了原因，可以对症下药了（所以建议新病友一定要重视用药后前几个月的关键检查，不要拖，有问题及时找原因）。

　　最后实在没办法了，只好按照医生的意见去上海公卫中心找沈银忠专家调整换药方案（这还得感谢那位红丝带天使给我指出明路，要不然我就真太无助了）。后来沈主任建议，我现在病载很高，必须尽快降下来。耐药后最好应用三种敏感的药，目前的药物中在国内找不到三种全敏感的免费药。国家提供的免费药里只有两种，还有一种敏感药需要自费，可是医生说如果只选择用那两种免费药物，风险很大，也应更密切观察效果。看到这种情况，保命要紧，顿时也就下定决心了。前后辗转，终于还是很快确认方案并及时吃上了药，才平静下来。可是问题又来了，换药后不到 1 个月，我开始连续性高烧不退，住院后又再次被确诊卡氏肺孢子虫肺炎，又继续折腾。这一年经历了一次又一次的考验，现在回想治疗期间的点点滴滴，虽仍然觉得忐忑，但庆幸自己挺过来了。

最后，希望所有的病友都能够坚强，能够坚持到最后。希望科技的发展，最终能够治愈艾滋病，战胜艾滋病。

（某病友）

一起面对未来

　　12 月 1 日，这是个本不该属于我的节日，却在 2015 年的 7 月 28 日让我与之联系在了一起。确诊 127 天，服药 102 天，"男同"，艾滋病感染者，没错，这就是我的各种特殊标签。

　　受到一位病友的启发，决定将自己的这段经历以文字的形式呈现出来。一方面希望看到的同性朋友引以为戒，不要酿成一失足成千古恨的悲剧；另一方面也为自己孤独的内心寻找一个诉说的空间。我会以最最客观的方式来讲述自己的这段经历，但愿不会给阅读的朋友产生任何负面的影响。如果对于这个话题不太喜欢，那就可以浏览到此结束。

　　先来简单说一说自己的情况吧。虽是土生土长的北方人，却并未拥有一个北方大汉的形象，这在某种程度上导致了自己的自卑，加之比较内向的性格，渐渐进入了"同志"这个群体，最终走向了"艾"圈的悲剧。我今年 30 岁整，在老家读了四年本科，而后南下上海读了三年的硕士，毕业后在一座江南城市工作已经四年有余。

　　江南的七月，温度高得让人只想睡觉，为什么突然间要去检测艾滋病，我也说不清楚。其实有过高危行为后早就应该去疾控中心进行一次检测了，但出于逃避和侥幸心理一直没放在心上。偶然间在网上看到 S 市有志愿者可以进行免费的保密检测，加之对志愿者这个群体一直充满着好感，于是便根据联系方式提前预约了检测时间。

　　从我所在的 W 市到 S 市距离很近，交通方便。那天出发的时间并不算晚，到达 S 市事先约好的地点也才上午九点左右。但是太阳已经高高在上，我在外面徘徊了很久有点心慌，但从未预想到最坏的结果。因为离预约的时间还早，便坐在路边的台阶上用手机看了下当日的股市。卡着时间，我走进了预约的检测地点，短信联系了志愿者，被告知还在路

第一篇章　艾滋病感染者的自我救赎

上,于是便坐了下来。说实话,见到那位志愿者的一刻我有点感动,因为他的一只手臂还打着石膏,我有点不好意思。简单打了招呼后我被领到一间空旷的房间,那位志愿者一边让我填写相关信息,一边拆开快检设备,而后便在手指扎了一下提取了血液。

这一刻我的心跳其实是加速的,但还没有到恐惧的地步。事先了解到正常的快检出结果大约是 20 分钟。然而,大约 5 分钟甚至不到 5 分钟的时间,我察觉到志愿者用纸板快速遮挡住了试纸,然后反复询问我是否有过高危行为,并反复向我确认是否想看结果。记得我当时的回答是:当然,不看结果来检测什么。而后,他先是将第一个试纸展示给我,告诉我这是梅毒的结果,一道红杠,意味着是阴。我当时似乎松了很大一口气,但随后他举起了第二个试纸,清晰的两道红杠出现在我的眼前,我有点懵了。他很严肃地说,你感染了。我当时还天真地反问,不是要 20 分钟才出结果吗? 怎么这么快。现在回想起来应该是我体内感染的病毒已经比较多的原因吧。

志愿者也紧张了起来,立刻建议带我到当地疾控中心去确诊。我还问了一句,要不要高危行为过后三个月再检测才准确,自己似乎还抱着一丝侥幸心理。但得到的答复却很肯定,"不需要,你已经感染了"。而后这名志愿者立刻电话联系了他的领导,开着车把我带到了 S 市的疾控中心,坐在车后面的我似乎像是一个被押解的罪犯。

疾控中心,对于普通人来说是一个既陌生又神秘的地方。虽然不是第一次走进疾控中心(之前是去办事情),但此刻却充满了恐惧。我被带到了一个办公室,应该是疾控中心负责艾滋病检测的专门办公室。里面的医生姓什么我已不记得,但清楚地记得志愿者和医生说"两道红杠很快就出来了"。我被邀请坐了下来,手有些发抖。记得医生问了我一些和艾滋病相关的常识问题,而后让我拿出身份证做了登记,并被要求告知现在的住址。我该怎么回答,我对 S 市虽然不陌生,但瞬间让我编出一个地址也实在有些为难,我沉默了片刻,说就在火车站附近的老小区,刚搬过去,小区的名字还没记清。

接下来的记忆便是痛苦的。我一个人坐在 S 市火车站旁的肯德基里,不知所措地发呆,这是一个晴天霹雳,我该如何承受。命运似乎总是在不经意间开个玩笑,微信亮起了未读信息,一个要好的同事说要给我介绍个女朋友,也是北方人。天啊,即使是巧合,老天也不应这样捉弄人吧。之前的规划就是找个和我一样南下打拼的女孩过正常的生活,然而一直都没等来这段缘分。可偏偏在此时，我内心的痛苦在加剧，哪怕是在一年前的这个时间，或许我就不会有今天的悲剧，这就是命运的安排吗？

我并不是一个恶人，三十年来也没做过什么坏事，为何要这样对我，活该吧！那天中午我应该没有吃饭，在肯德基坐了两个多小时，不知道接下来该怎么办，该去哪里，该如何面对。而这，仅仅只是一个开始。

我一个人坐在肯德基的角落里流泪了。时间差不多已经到了下午，我买了返回 W 市的车票，如孤魂野鬼一般。

等待疾控中心结果的两天依然是煎熬的，工作似乎也乱成了一锅粥。而此时的自己却依然抱着侥幸的心理，希望结果会反转。而这两日，我也陆续加进了一些感染者的 QQ 群，从此开始了"艾"的生活。两天后的那个早上，我根据疾控中心医生的嘱咐打了电话，电话那边的声音很冰冷，告诉我第二天来疾控中心一趟，我知道这应该就是确诊了，但那时的我只是想要医生一个"确诊"的答复。我已经用哀求的语气问，是不是已经确诊了，可电话那边的答复依然冰冷，"明天过来和你说"。于是，我挂断了电话。

这一夜注定是无眠的。第二日，我再次来到了 S 市的疾控中心，还是那名医生，表情还是那样冰冷。他再次向我确认现在的住址，要精确到门牌。这个我真不知道，最终我只能无奈地找借口说才刚刚来 S 市，工作还在试用阶段，还不确定能留下来，也就不了了之了。之后，医生拿出了一张单子让我仔细阅读后签字，我真的没有仔细看，甚至是什么都没有看就签字了，隐约想想应该是艾滋病治疗相关的"四免一关怀"政策的告知书吧。而后医生告诉我基本是确诊了，接下来只是走个程序问题，让我等待区疾控中心的医生安排时间检测 CD4 细胞计数，看是否需要服药。然后，又进行了血检，我好奇地问了原因，医生说是要再次确认，以免出现错误，但又似乎很坚决地说一般不会错，如果错了会电话通知。

这是个我迫切希望等来扭转结果的电话，结果数日后等来的依然是 S 市区疾控中心通知我去检测 CD4 细胞计数的短信和确认电话。至此，我被正式宣判成了一名艾滋病感染者，开始了与"艾"相伴的生活。

（宇）

梦想

时间不会自己停下脚步,走着走着就已经到了 2017 年的年中,周围的一切似乎都在发生变化,唯一不变的,依然是我的心情。

我依旧在忍受着这份早已让我厌倦的工作,而当初的苦苦坚持却是为了实现自己一个纯粹的职业梦想。如今,社会的大环境在不知不觉中发生了变革,那个曾经的梦想早已经失去了继续追寻的意义。如果没有

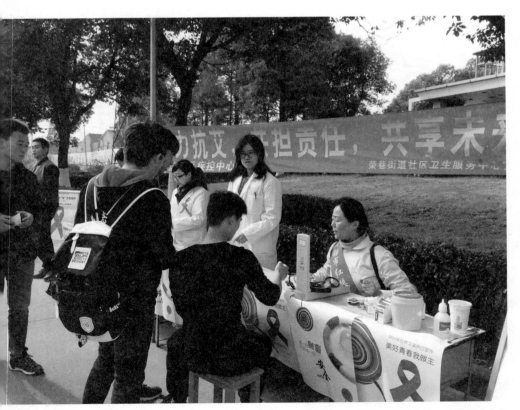

疾控中心和医院的医护人员到高校开展艾滋病宣传

感染艾滋病,我会毅然选择离开这个职业,和梦想说告别。然而,现实生活的所迫,让我至今都没能做出这个选择,即便是现在的坚持早已没了意义。

我所工作的城市,可能很快就要实行医保卡领药并且个人信息将被下放到所居住的社区,这意味着在当地没有医保的病友将不得不回到原籍,不知这是否是全国的政策。所以,这是我对辞职犹豫不决的一个原因,当然,我可以选择在这个城市以自由职业自己缴纳社保。不过,看着自己积蓄不多的银行账户,还是没有底,每月的房租水电和基本生活开销,将有出无进地很快消耗掉。

我几乎每天都要翻看一遍不会有太大变化的银行卡账户,盘算着自己还能撑多久,犹豫,犹豫,还是犹豫……

前段时间和一个辞职近两年的同事吃饭,瞬间感到差距越来越大,新的工作岗位已经让他的身体发福,而雄心勃勃的创业大计也在如火如荼地同步进行。

昨天又应邀去了比我早到这个单位的同事的新房,也只能是望洋兴叹地羡慕,迟一步买房真的变成了永远也买不起房。

晚上收到一个很好的朋友的信息,聊了很久很久,很怀念两人学生时代一起逛街的场景,很怀念再也回不去的大学生活,想起曾经两人有一天回到共同读大学的城市的约定,不禁心酸落泪。我的高中同学,如今的她已为人母,我无法回答她我至今不婚的原因,只是告诉了她,腿部的血栓让我看不到生活的希望。她还是劝说我能回到那个离老家不远的城市,这样至少有个陪伴就不会感到孤独,但我知道,这个曾经的约定已经不可能实现。

最近,又有两名同事离开了这个看不到希望的单位,去寻找人生新的目标。

最近,听母亲在和家人的聊天中得知,一个亲戚的孩子因为做生意亏本自杀了,年纪和我相仿。母亲连连可惜,感叹好死不如赖活着,我的脑海中却闪现着有一天我离去时母亲的画面,在一旁落泪。有时候想想,活着就是比死亡要痛苦。

今夜我临时没有夜班,但我向母亲隐瞒了休息的事实,吃过晚饭如正常上班一样离开家。我不敢面对满头白发的母亲,有母亲陪伴的近两个月,我的内心时刻处在焦虑和忧郁之中,没有了梦想,看不到未来。此刻已经入夜,外面的雨有些大了,我还漫无目的地在街上游荡,我需要等到临近正常下班的时间点才能返回家中,以便母亲不要察觉到异常。

最近唯一能称得上高兴的事情,或许就是我的病毒载量再次低于检测了,虽然 CD4 细胞计数依然没有多少提高。

难眠

深夜下班,无法入睡。不仅仅是因为江南令人无法忍受的气候,更主要还是自己有很多解不开的心结。

关上灯躺在床上,一幕幕往事总是难以阻挡地涌上心头,或喜或悲,大脑便立刻清醒起来,内心的恐惧随之袭来。

恐惧,并不是因为害怕死亡,而是不知该怎样去面对和改变现实。平平淡淡的日常生活对于我来说已经无力去享受,我急需摆脱掉这种平淡的状态,去寻找生活大起大落的改变。

钱,依然是我每时每刻都在琢磨的问题,三十多年来我从来没有像现在这样对金钱充满着如此强烈的渴望。曾经因为所谓的职业梦想,我坚守着这份收入不高看不到发展前景的工作,而现在才恍然大悟,在病痛面前,梦想真的不过是浮云罢了。当你无从享受物质基础时,精神食粮不过是一场梦而已。

现在不管去做什么,采取什么样的方式,只要是在法律的框架之内,只要有赚钱的诱惑,我都愿意去尝试。虽然近一年来因为投资也经历了惨痛的骗局,虽然以前从不相信彩票的我现在也开始购彩票,虽然所有的这些尝试最终都化成了泡影,但毕竟还是尝试了,如果不去尝试就真的一点点改变现状的希望都没有。

最近 Z 医生说想帮我找个心理医生好好做个评估,我委婉地拒绝了,我知道自己的心病在哪里,心理医生解决不了我的问题。

最近又见到了大姐,大姐反复在告诫我,不管怎样,至少在父母还健在的日子里好好活着。我想我确实还不能就这样离开,但有时候人的意志真的抵不过精神上的摧残。

最近两周我的工作又做了临时的调整,每天下午四点就要到单位,直到凌晨的某个时间,痛苦的两周。

此时已过凌晨三点,我依然毫无睡意,不敢关灯,不敢躺下,不敢闭眼,不敢安心入睡。

四肢酸痛,无力感充斥着全身,身体的各个器官似乎都呈现出前所未有的疲惫,生活真的成了一潭死水,看不到任何生气。

孤独

孤独,似乎从小到大都伴随着我,只不过小的时候无法表达罢了。我甚至曾经一度以为自己就是个自闭症患者,从小就没有任何兴趣爱好,还是大姐最早发现了我的这个问题。

学生时代,我用读书来麻醉孤独;工作以后,我用旅行来排解孤独,却终究没能逃脱掉孤独的宿命。如今病痛缠身的我,对孤独更加恐惧,一个人的生活空间真的很绝望,没有未来。

我难以控制住内心的情绪,无人诉说。没有希望的生活,真的就只剩下了绝望。疾病,工作,生活,我已经无法找到三者之间的天平,看不到明天。

这两天反复听着赵雷的《成都》,想象着自己原本可以拥有的生活,禁不住又泪如雨下。很想再去趟成都,享受那一抹悠闲的时光。

大年初五,我提前踏上了返回 W 市的列车。而就在我返回到 W 市的几日后,大姨和姨夫带着还在小学假期中的侄女从老家来到了我工作的城市,他们放心不下的是我的腿,一定要来医院问问情况。而就在他们到达后的第二日,腿部的血栓问题便在医院得到了解决,算是暂时解决了他们心中的一点疑虑,但很显然这不是根本的病因所在。

不到一周的时间,大姨、姨夫、侄女和我度过了生命中一段短暂却美好的时光。我不用为每天的饮食发愁,白天的休息时间我也在身体允许的条件下带着他们逛了 W 市的很多地方,有些是我来到这座城市这么多年来也未曾去过的景区。时间是短暂的,只是遗憾我预先的出行计划没能全部完成。

其实在我生命的三十多年中,大姨对我的关心在某种程度上胜过了我的父母,虽然这是个没有可比性的问题,但这也是他们能够千里迢迢来到 W 市的原因。在很长一段时间里,接站和目送他们离开这座城市的画面依然在我的脑海中挥之不去。只叹时光无法倒流,花开花谢,人聚人散。

恍恍惚惚就到了春暖花开的季节,也到了又一个领药的季度。定期的血常规、肝肾功能检测没有出现太大的问题,只是尿常规中出现了四个加号的隐血,我猜测是和治疗血栓的华法林有关系吧,索性不去管它了。这次又做了免疫功能的检测,CD4 细胞计数依然在 390 左右徘徊,但是与 CD8 细胞计数的比值又出现了下降,由之前的 0.26 降到了 0.24,找不出原因,也不想去找原因了,心累了。

最近,抑郁和失眠依然是我每天最大的困扰。晚上躺下来,很恐惧关上灯光屋内安静的那一刻,辗转反侧,开灯关灯,折腾许久。白天睁开眼睛,很恐惧掀开窗帘看见阳光的那一刻,因为那是一个又一个没有希望的白日。就这样,每天半夜下班,三四点入睡,下午两三点醒来,只吃一顿饭,成了我近日来最为煎熬的生活状态。

昨天夜里下班到家不到一点,躺在床上反反复复,直到三点依然无法入睡,微信中看到 Z 医生在更新状态,于是简单地聊了几句。其实我知道很多问题 Z 医生也解决不了,有时候说了反而会给别人增加烦恼,所以很多情况下,我一直都选择以近乎沉默的方式面对周围的人。我了解自己,想不通的事情,任何人都无能为力。早上五点,似乎是我昨日最终入睡的时间。

或许有一天我真的选择放下一切了,我不会告诉任何人。然而现在,我还有很多事情想做,祖国大地还有很多地方未曾到过,还要为父母今后的养老积攒些资金。钱,从未让我觉得像现在这样如此重要,所以,我的世界里,现在似乎只有"钱"能够让我热血沸腾。

清明

又到了清明时节,不知是否会迎来纷纷小雨。对于大多数人来说,短短的三天假期刚刚开始,而对于工作作息没有规律的我而言,假期到今天就提前结束了。

平日的工作节奏太快,一部分人可能会选择待在家里好好休息,但对大多数人而言,恐怕都不会放过难得的三天假期,应该早已提前制定好了和家人朋友一起踏青的出行计划，即便明知到处都是人，到处都会堵。

两天的假期，我没有离开工作的城市，一是少了不惜疲惫奔波的精力和心情，二是身体状况确实也不太适合在人多的假期出行。昨天，我参与了 D 姐组织的一个实验项目，获得了免费检测 CD4 细胞计数和病载的机会。虽然距离上次的检测不足一个月的时间，但想想原价一千多元的病载检测，还是起早去了。检测的结果当天都出来了，CD4 细胞计数为 552，比值是 0.35，病载未检测出。当然，我没有去问病载的精度是多少。不管怎样，目前的状况就是这个样子了。

4 月 1 日，又是张国荣的忌日。十四年前的这天，他的突然离开，让抑郁症这个词第一次出现在我的脑海。十四年后的这天，我也经受着失眠和抑郁的长期摧残，我不知道有一天自己是否也会选择同样的方式寻求解脱而和这个世界告别，只愿我的家人以及和我在生命的特殊时刻不期而遇的人一切安好。

今天下午起床后，犹豫着去公园走了走，又拿起了放了好久的相机，心不在焉地拍了拍，上传几张供大家欣赏。

（宇）

远离"艾"

我接触过很多新发感染者,确诊后,他们第一个要抱怨的就是感染给他的人,我不想多评论什么。正如这篇作者一样,其实没有什么好抱怨的,一个巴掌是拍不响的,最后的结果只能自己承担。

在感染艾滋病之前,在脑海中这个字总是离我很远,和朋友"约"的时候从未主动提过做些安全措施。殊不知我是在悬崖边上走钢丝,更不敢对人言(我是一名同性恋者)。直到那一天,我被一张确诊报告告知我已经是艾滋病感染者,我才意识到不安全性行为是多么的可怕!它不只毁了我个人的幸福还毁了家庭的幸福,也许这就是我的果报吧,我想:都说凡人怕果,佛怕因。其实这也是我自己种的因,我并没什么好怨恨的,就这样我淡然地接受了我"艾"的果。

来到现住址区疾控中心咨询后续管理随访等问题,我记得当时接待我的是沈医生,初见沈医生就觉得她是那种温柔的女子,在和我交流时,她很直接地问我"你是同志吗?"我心里咯噔了一下(也许我总归是要面对被歧视和鄙夷的吧),我如实回答,也说了我心里的想法,没想到的是,沈医生告诉我这没什么的,只是有人喜欢用右手吃饭而有些人喜欢用左手罢了!

心里听完,暖暖的,我一直担心,担心我们这个群体被歧视,原来我们也可以得到平等对待,回想当时的那一幕,现在心里只有感动与感激!沈医生告诉我感染者需要注意的事项和安全措施,并介绍我去学习简单的艾滋病知识。

如今的我虽然"艾"了,但生活得非常平静,按时用药,反而注意生活细节——正常的生活是不会传染的。我学会保护好自己,尽可能不出意外,在与朋友家人相处的时候是无比注意和小心的。

　　亲爱的"艾"友们,也许错过了才知道今天的痛,我是因为痛过,才想到借用"龙姐在线"来告诫一下所有的朋友,安全性行为才是真的幸福,也希望安全性行为教育可以走进课堂,因为现在"艾"低龄化出现率太高了! 不要以为"艾"离你很远,其实就在你左右。

(拜月)

从心开始

2013 年 7 月，一部关于变异病毒的故事电影《猩球崛起》火爆上映。那年的我，二十岁，"男同"，困惑压抑，对于未来，茫然且不知所措。

面对诱惑，心存侥幸

有天晚上和好友相约麦当劳，我们各买了份套餐，知己好友，无话不说，相互调侃，其乐融融……出门时，我们捡了 100 块钱，环顾四周无人，相视一笑，把钱分了……

这是上帝对我的考验吧！

也就在这时，我收到了一个交友软件的信息，问我有没有看过《猩球崛起》，并邀请我一起去看！我一直想去，电影里有我喜欢的演员（詹姆斯·弗兰克），苦于没人陪我。我爽快答应，内心激动，与好友告别，我匆匆坐上了他的汽车。

看完电影之后，我跟这个陌生人发生了一次无保护的性关系。第二天和好友一说，他问我有没有使用安全套，我开始有些后怕。回自己家的路上，我懊悔。心存侥幸，我跟自己说过去的就别去想了。

两个星期后，我开始头晕、冷汗、发烧等，身体开始难受起来，不能控制地不停地冒冷汗，大夏天，让人诧异！跟好友说起，他说："会不会感染艾滋了？"我惊恐万分，开始搜索网络，大多数症状我都有呀，我是不是要死了？我还这么年轻，不想死，我还没开始工作，还有好看的《指环王》系列电影，我留恋这一切……我的世界一片漆黑和寂静。不敢跟人说起，自己默默承受。一个人不停流泪。我在好友的陪同下去医院检查，结果是阴性，我惊喜！感谢上帝，以后我一定踏实做人！

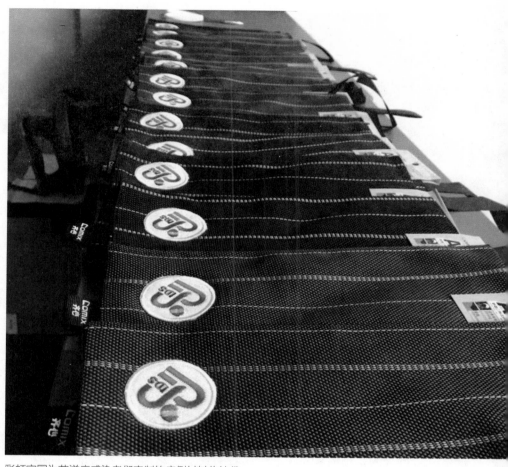

彩虹家园为艾滋病感染者们定制的病例材料收纳袋

关上心门，吞咽痛苦，舔舐伤口

高兴尚早，好景不长，我感觉身体每况愈下，腰酸，怕冷，又老感冒，就连做喜欢的运动（引体向上）都比以前吃力。我鼓足勇气，再次去医院做了艾滋病检测，迎来的是结果阳性！于是医院让我改天再测一次确认，那晚我躺在床上胡思乱想，哀祷不要被确诊，希望这是上帝对我开的玩笑，可每况愈下的身体状况又让我担心。第二天，我又去检测，感觉护士看我的眼光都不一样。两天后，焦急等待的结果出来了，还是阳性！我害怕，觉得脑袋裂成两瓣，不知道怎么样度过剩下的日子。记不清那些日子里流的眼泪，不敢和家人交流，不和好友接触，觉得自己已经被世界抛弃。与世隔绝的我，蜷缩在床上……

接受现实,敞开心扉,只为做更好的自己

不久后,接到了一个陌生的电话,让我去新区的疾控中心。我是带着复杂的心情去的。亲和的医生主动与我交流,跟我讲艾滋病的相关知识,并不是会很快死的,只要积极配合治疗,可以维持正常的生命和生活质量,国家还提供免费的抗病毒药品……我似乎感到些许阳光照着我,疾控中心的医生给了我很多鼓励,让我积极治疗,勇敢地面对……让我试着找份工作,跟家人、好友交流! 所有的事都会好起来的。我心情开朗起来,脸上也有了笑容,之后又接到了疾控医生的电话,关心我。其实我的心里还有余悸,心里也有各种担心,苦于说不出来。有次,疾控中心的医生让我去帮忙,我乐意地答应,或许是因为"与世隔绝"了太久,或许是因为她的关心,我真的很开心能做事,觉得搬搬东西,也能体现我的价值,找到了自己的存在感。之后又去帮了一次忙,慢慢地,我走出了阴影,开始联系以前的好友,他们没有变,我们一如既往的好! 融入社会,我有了第一份喜欢的工作——咖啡师。

生病之后,我更加重视亲情、友情。别人为我做的任何小事,我都会感动,表示感谢。工作过程中,服务客人,我也开心,我觉得服务他人和帮助他人都是一样的,我也喜欢主动和客人交流,休息日和好友小聚。在疾控医生的帮助下,我告诉了父亲,我担心引来的是责备和谩骂。然而,得到的是谅解和宽容。父亲没有说一句重话,更多的是他的担心和自责。那一刻,我按捺不住地哭了,不是因为担心和恐惧而是家人的理解。父亲带着我去医院,做了很多检查,跟我一起面对困难,我觉得自己不孤单。

我开始上药了,因为抗病毒药物的副作用,我身体开始出现不适反应:红、白细胞数值过低,乏力、头昏等,我不知道还能撑多久,想放弃工作,可是店里经理不同意,我无可奈何地继续坚持。贫血让我嘴唇发白,走两步就气喘吁吁,久站腰都直不起来,非常难受,又不得不坚持。下班后我去了疾控中心,疾控中心的医生看出了我脸上的无力和疲倦,关心我。正好碰上一位同病相怜的病友,他给我出了主意,给我一些好的建议,与我分享心事!

几经辗转,我拿到了病假单。如果不是疾控中心的医生和那位病友的帮助,我现在可能拖着沉重的身体,还在默默苦楚地上着班。慢慢地,新药也没了不适应,身体开始变好,我的各项指标也正常了,我又回到了

我热爱的工作中。

这事之后,我开始重新思考与父亲的关系,重新定义工作的意义,思考生活的意义!

感谢帮助过我的医生、好友、病友、父亲和那个不让我辞职的经理,感谢出现在我生命中的每一个人。

(一诚)

爱到最美是陪伴

遭遇挫折，茫然而无措

2013 年 6 月的一个工作日，风和日丽，工作刚满两年的我，满怀激情地在实验室里检测着产品是否达标。一切看似是那么美好，我努力学习实践知识，争取成为领域内资深检验师。熟悉的手机铃声响起，陌生的号码显示，"请问你是 XXX 吗……我是新区疾控中心的顾医生，你的检测报告结果是阳性，你来疾控中心一趟吧……"挂掉电话，只是觉得自己被判了死刑，又仿佛早已做好了准备，没有泪水，没有痛哭。我在想：美好生活要瞬间戛然而止了吗？ 计划中的一切美好生活都将离我远去了吗？ 死亡已经狰狞地走向我了吗？

深陷泥潭，思考人生

极力克制内心不安，我做完最后一批产品的检验，邀我的好友一起去疾控中心。疾控中心的顾医生给我讲了很多艾滋病的知识，我了解到 AIDS 在现有的医疗条件下是一种可控的慢性病，只要定期复诊检查，按时足量服药，建立良好的依从性，不太会影响到寿命，也了解到服用抗病毒药物的原则：一旦服药终生服药。我的脑袋是昏昏的，似乎听见了，又似乎离得很远……我拿着确诊报告回到家里躺着，无数遍，看了又看，不敢相信这一切。似乎一张确诊报告毁了我的一切！ 我哭了，似乎堕入无边的黑暗，挣扎着却也无法自拔……

紧接着各种疾病接踵而至：白甲，带状疱疹，是免疫力低下的原因吧！ 我辞职回家养病，我也意识到检验师的目标可能无法实现了，我还得思考以后该怎么活下去，对艾滋病的恐惧和生活的压力，每天我都沉浸在痛苦难过的情绪里。这是上苍对我的惩罚吗？生命的意义是什么？

爱到最美是陪伴

父亲说：儿子啊，我们养你，供你读大学，你到现在还没有给过我们一点回报呢？我们只是希望你坚强、乐观，无论发生什么，我们都会一直陪着你面对，既然生病了，咱就按医生的嘱咐好好吃药，等身体恢复了，再找个好工作，多跟大家交流交流，开开心心地过下去……

父亲的这番话鼓励着我，我暗下决心：无论什么困难，也要坚强地挺过去！不能让他们担心了！不能让爸爸愁眉苦脸！我开始积极配合检查，了解很多服药的知识和注意事项。我必须在服药时间这个习惯上下功夫，建立良好的依从性，不可以出现漏服少服的情况。服药前一个月我就开始进行"早八晚八"的习惯训练，闹钟唤醒和家人提醒，逐渐养成了准点的习惯。至于副作用，我希望我可以承受。2013年11月20日早八点正式开启了我的服药征途，接受抗病毒治疗，第一天、第二天、第三天……半个月过去了，药物副作用没有出现，只有轻微的皮疹，半个月和一个月的体检也很正常，偶尔出现过呕吐的感觉。原来每个人

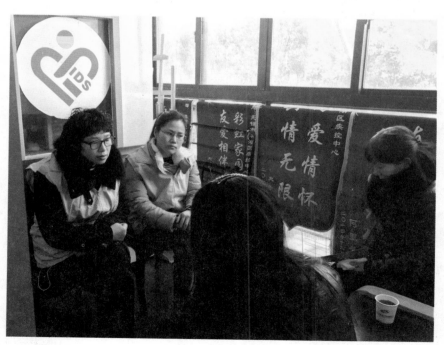

爱到最美是陪伴

的体质不一样,药物的副作用也不一样,有的可能很严重甚至换药,有的就没什么太大的副作用,我庆幸!

敬畏生命,平凡之路

生活还得继续,经过这段经历,我开始思考:敬畏和尊重生命,珍惜这来之不易的重生。能活着是如此美好啊! 我的身体机能不断恢复,紧接着找到了一份轻松且专业对口的工作,我可以继续我的检验师目标了,过着温和从容的生活。2014年3月服药半年后,检查结果显示免疫力与普通人的数值一样高。医生跟我说时,我的内心没有多高兴,只是平淡一笑。

《平凡之路》的歌词这么写:

我曾经跨过山和大海也穿过人山人海
我曾经拥有着一切转眼都飘散如烟
我曾经失落失望失掉所有方向
直到看见平凡才是唯一的答案

我曾经毁了我的一切只想永远地离开
我曾经堕入无边黑暗想挣扎无法自拔
我曾经像你像他像那野草野花
绝望着渴望着也哭也笑平凡着

我曾经跨过山和大海也穿过人山人海
我曾经问遍整个世界从来没得到答案
我不过像你像他像那野草野花
冥冥中这是我唯一要走的路啊

时间无言如此这般
明天已在眼前
风吹过的路依然远
你的故事讲到了哪

(某病友)

一位失联者的来信

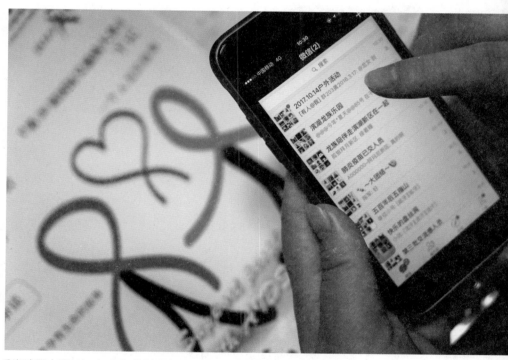

彩虹家园志愿者一对一通知艾滋病感染者参加户外拓展活动

2017 年 3 月 30 日,艾滋病感染者阿球(化名)被确诊后,拒绝参加无锡滨湖区疾控中心组织的体检,拒接电话,不配合的状态近一年。在周姐的努力沟通下,多方配合,2018 年 4 月 23 日,阿球主动走进无锡彩虹家园工作室,与父亲交流!

挣扎

多少次了,一身冷汗,从梦中醒来,
多希望这只是场误会,
假如给我重来的机会,我不是感染者,身体健康,
我将更加珍惜生活,积极学习、工作!
假如给我重来的机会,我不是同性恋者,有妻儿相伴,
家庭美满,生活幸福,我将有充实的人生!
是可恶的艾滋病病毒,还是"同志"的身份,使我至此?
或许,这都不是答案!
我抱怨:为什么生病的是我?
可身体的变化,把我拉回到了现实!

彷徨

我艰难地爬上高楼,站在空旷的楼顶,
不是为了俯瞰大地,
我静坐夜晚的河边,看着一去不返的水流,
不是为了感受呼啸的冷风,
走近过,就思考过死亡。
我曾拥有强壮的体魄,
酗酒、抽烟、熬夜,
挥霍过青春、糟践过身体。
空虚的灵魂,
曾使我向往过爱情,
躁动放纵是开始,孤独落寞是结局,
自卑使我自弃,
混乱也曾是我的常态。

思考

健康的身体,美满的家庭,
可一切都被夺走了!
我问,还回得来吗? 还有后悔的机会吗?
确诊后,我开始独处,孤僻起来,

父亲失望地问我，

"为什么好端端地辞职？"

妻子声嘶力竭地叫喊，

"为什么对我如此冷漠，

是我做错了什么吗？"

沉默，我选择了沉默！

难道我真的无动于衷？

除了沉默，只有自责！

不知道该怎样回答他们的质问。

感染后，躲了起来，我需要静下来，

用一年的时间来思考很多的问题，

生命的意义，理想、自由、情感、责任……

留恋

我对父母还有责任，

我对妻子还有愧疚，

对理想，我还有追求，

对生活，我还有向往，

对亲情，我还有留恋，

我希望看着儿子长大……

选择

疾控中心没有放弃我，周姐一直想着帮助我，

创造了个机会——

她邀我父亲一起来，鼓励我面对问题，

压抑了一年的我，敞开心扉，勇敢地说出了事实。

没有责骂，父亲对我是谅解的，

也许他心如刀割；

父亲对我是宽容的，态度是平和的，

父亲要求我坚强，

父亲说希望我健康、重拾信心！

感悟

周姐说:阿球,没你想象的那么难吧?

是啊,说出来了,我也就释然了!

周姐说:一年了,才见你的愁容舒张,

接着,我们礼节性地抱了一下,

那一刻,才注意到她的脸上泪痕,已经干了……

敢于面对问题,才是解决问题的开始吧!

驻足远眺:一城青山,半城水!

春风吹入了梁溪河的两岸,

垂柳如丝,绿草如茵,

燕子略过,鸟雀争鸣,

原来最美——四月天!

（阿球）

生命之光

　　人生短促，岁月无常。一位19岁的年轻小伙被诊断患了可怕的艾滋病后，他的心情错综复杂，一时间他心中的感慨一触即发。

　　岁月匆匆，转眼间我已经是一个活泼可爱的小伙子了，回想一下昨天：昨天是流去的溪水，昨天是落下的夕阳，记载着流逝的沉重。春夏秋冬，年年复始，然而——昨天是不会复始的。它流走了，凋谢了。昨天只是生命里的一篇小小的"文摘"，既记载平淡，也收藏精彩；昨天似乎永不停息地为今天进行着彩排。我不会相信"花残月圆"返于春，不会认为走错了一步还可重来，昨天再不会给我机会彩排了。走过昨天，就无法找回昨天了，只留下遗憾，仅留下无奈。昨天林林总总，千姿百态。有的博大壮阔，浩瀚似海，有的如一束鲜花悄然盛开，无论以何种方式装饰它的外观，它都不会在你的日记里留下空白。昨天也是生命的"连载"，昨天我曾挥舞着鲜红的红旗，谛听那迷人的天籁。昨天让我的灵魂穿过黑暗的幽谷，让青春的火焰燃烧那逝去的悲哀！唉，踏入十九岁的门槛，却又患了……

　　我将面对这三百六十五个日日夜夜，原本十九岁意味着我将从稚气中走出来，逐渐走向成熟。十九岁，每个人的世界都大了很多，有很多难题等待我们的探索。十九岁的生活，似一条潺潺奔流着的欢乐的小河，一路上荡漾着晶莹美丽的浪花。伴随着这个年龄的欢笑，友情的温馨，成功的喜悦。十九岁的小河会泛起回流和漩涡吗？属于这个年龄的莫名其妙的泪水与欢笑，朋友间的误会，成长道路上的烦恼和生活的多姿多彩会发生在我的身上吗？我的生命能延续到那一刻吗？这一切对于我只是个梦吗？只是我最期盼和无法实现的梦吗？会有奇迹发生吗？

辛弃疾说:"少年不知愁滋味。"我不想做一个多愁善感的青少年,我多么想把自己融入时代的潮流,用知识,用信念扬起奋力前进的航帆。曾经我想象我的生活,但是这个"艾"一下子把我的梦打破了,我曾经梦想爸爸妈妈过得好,老婆过得好,买车买房,但是我现在还是不放弃,仍然还是坚持我的梦想,但是未来……未来,我不敢想象更不敢奢想,我常常想未来对于我这个短命的孩子会是什么呢? 曾有人说过——憧憬是心灵的一道美丽的风景线,是翩翩的风带来的对未来的想象。报纸上曾经也报道过这样一则新闻:在一个山村里,住着许多不幸的人,因艾滋病这个村子被别人叫作"艾滋村",在这个偏僻又贫穷的山村里就连刚降临到人世的小生命都逃不了病魔的侵害。看到这则新闻,我的心如刀绞一般,为他(她)们感到惋惜、不值,我不禁想为什么人会得这种可怕的病,难道真的没有办法治好艾滋病吗? 希望艾滋病病人可以有重获健康的一天,我期盼这一天的早日来临。目前,我告诉自己必须觉醒,必须重新找回自我。从现在开始,我更要好好把握每一天,度过充实的每一天,争分夺秒地去做有意义的事,不仅要让自己长久以来的梦想成真,还要去帮助更多的人实现他(她)们的梦想。这样我对自己的一生就再无遗憾了。

突如其来的疾病让我始料未及,但我不会再消沉,再迷茫,再感叹人生的不幸而虚度人生了。我要用实际行动来证明我是个勇敢、坚强、敢于同病魔做斗争的乐观人。我们更要高声对艾滋病说:"总有一天,人类会战胜你的!"

（某病友）

蜕变中成长

作为威胁人类健康的头号疾病之一,艾滋病在我国蔓延速度之快可谓触目惊心,目前正向普通人尤其是青少年群体扩散。这些年来,尽管我们在宣传、防控上与时俱进,取得了显著成效,但依然有很多人谈"艾"色变,视之为洪水猛兽。现实生活中,许多人不仅戴着"有色眼镜"看艾滋病病人,更在行为上与艾滋病病人保持着一定的距离,不要说握手,就是远远地问候、交谈,也心存畏惧。

作为一个从小身患残疾又感染艾滋病的人,我实实在在地感受到那种被人歧视的痛苦滋味!

我没有感染艾滋病之前,就因为双腿残疾而一直被人歧视,曾经我很反感听到"残疾人"三个字,因为我觉得那是对我的侮辱,这三个字曾经让我感到无比自卑。小时候走在路上,总有人对我指指点点,从小就活在别人异样的眼光中,每天都过得特别痛苦与自卑,再加上父母的离异,让我的性格更加孤僻。以前的我几乎不和任何人接触,特别是残疾人。每次社区打电话让我去参加任何活动,我都以各种理由拒绝,那时候我特别看不起自己,我一直在想,为什么我和别人不一样;为什么走在路上,会有那么多人看我的腿,感觉他们都在嘲笑我。那时候唯一支撑我活下去的动力就是爸爸告诉我,等我大学毕业,就可以去做手术了,我就可以像正常人一样生活,再也不用害怕别人另类的眼光!

2013 年,我大学毕业,我期待已久的时刻终于到来,我要去动手术了!我每天做梦都梦着这一天的到来,可是,上天却给我开了一个天大的玩笑,在我手术前的体检中,我却被告知感染了艾滋病。这个消息对我来说简直是晴天霹雳!

我所有的梦想都破灭了,以后该怎么办?该怎么办?手术还能做吗？疾控中心的医生告诉我说艾滋病并不影响我做手术，这让我又重新燃起了希望。当疾控中心的医生给我的主刀医生打电话时，却被医生以我身体还有其他疾病给拒绝了，我当时真恨透了那个医生，我的梦想再一次破灭了。一个有着多年临床经验的医生竟然那么害怕艾滋病，我再次感到绝望和自卑，我不知道以后该怎么办，先不说得了艾滋病我还能活多久，就算我活着还有什么意思呢，我已经受够了别人另类的眼光，难道还要因为艾滋病更加被人歧视嘛？我无法想象以后要怎么在这个世界上活下去，我当时唯一想到的就是死亡。

然而我错了。当我的父母和身边的朋友知道我感染艾滋病后，他们并没有歧视我。那段时间，我的家人和朋友每天陪在我身边开导我，鼓励我，并没有因为害怕传染而远离我，相反，他们离我更近，我的好朋友还是和以前一样，每天来找我玩，和我一起吃饭。是啊，我是幸运的，我并没有被抛弃，也没有被歧视。可是还有许许多多像我一样的感染者，他们却没有那么幸运，很多人因为艾滋病被家人抛弃，丢掉工作，失去婚姻和家庭！甚至还有很多感染者因为害怕被歧视而一直隐瞒自己的病情，选择独自面对这个痛苦。

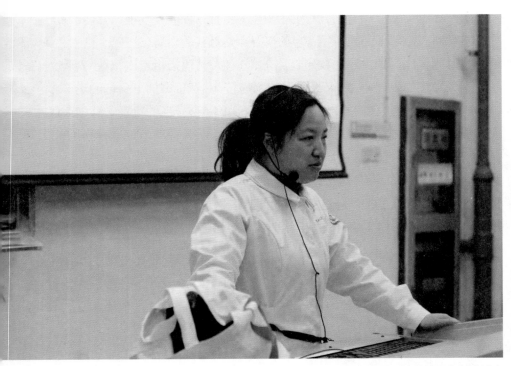

无锡市五院阿兰护士到高校开展防"艾"讲座

前几天，我去一个同学家，他偶然跟我聊到他的一个很好的同事也感染了艾滋病，但他却不敢告诉他的家人，却告诉了我那个同学。我当时问了那同学得知同事感染艾滋病后有没有看不起他。我同学回答说：我从来没有看不起他，相反，我觉得我的同事很勇敢，他能把他得病的事告诉我，说明他对我的信任，我很感动，我也不害怕，因为艾滋病并不可怕，可怕的是人心。我听了他的话很感动也很开心。我是"90"后，我身边的朋友对艾滋病都有很正确的理解，而不是盲目的害怕、恐惧！我也相信，那些还不理解艾滋病的人，会因为这个社会的进步，而不再害怕，不再歧视艾滋病感染者。

现在做不做手术对我已经不重要了，艾滋病也只是我生命中的小插曲，因为我的身边有那么多的人在关心我，给我希望。这更让我明白了，无论是残疾还是艾滋都不是我放弃自己的理由，我就是我，独一无二的我。以后我想用自己的经历去帮助更多的病友和他们的亲友，让他们知道艾滋病并不可怕，因为歧视比艾滋病可怕！

（某病友）

相处之道

在这个多元化社会,生活在一起的"同志"夫妻比比皆是。他们同普通夫妻一样,一起上班、一起下班、一起买菜、一起做饭、一起打扫卫生、一起外出旅游,唯一不同的就是你的伴侣与你的性别相同。

那么,问题也就来了。众多单身"同志"羡慕成双成对出入的"同志"夫妻时,有没有想过这一对对是经历过怎样的波折与艰辛才走在一起,稳定幸福地生活在一起的呢?世上没有免费的午餐,任何幸福的来临,都是因为前期的努力奋斗、披荆斩棘。

这样历经风雨走在一起的"同志"夫妻毕竟是少数,大多数的同志,都在一边抱怨着好男人都被别人抢走了,却不肯用心寻找用心经营,做着天赐良缘的美梦。

看多了整日里祈求上苍恩赐一个满足一切美好标准要求的做梦者,却看不见自身为了这个目标去努力寻找、经营,乃至改变。感叹他们的际遇之余,不禁想将我与我的男人相处的点滴记录下来,供人借鉴。希望这个圈子里的"同志"们都能找到自己的另一半,并幸福地生活在一起!

曾经有人给"同志"贴上过一个标签:自私。

也许是吧,从内心里我承认我是自私的:我不想成为家族传宗接代的工具,我不想与一个根本不爱的女人同床异梦,我也不想每天带着伪善的面具生活在这个社会,我更不想为了别人的目光而虚度短短数十载的光阴,我只想自私地做最真实的自己。于是,我们只能伤害最亲的父母家人,只能将他们的悲伤泪水视若无睹。但与此同时,我也在努力向他们证实着,即使踏上"同志"这条路,我仍然能够生活得丰富多彩、幸福美满。

毕业踏上社会后，我就知道，我的婚姻生活轨迹与其他人是不同的。于是，我试探着、摸索着，也坚定着自己的生活目标：那就是找一个能够同甘共苦、共同承担起双方家庭的同志爱人走过一生。

　　说起来简单，可寻找这么一个人又何其容易。有婚姻家庭的直接"PASS"，因为我不想做第三者，不管对方多优秀多真心。年纪太小的也不在选择之列，因为他们还没有足够的责任心，不足以承担起家庭的重担。习惯了众星捧月、被人追捧着的人也不是我的菜，因为我很普通，驾驭不了璀璨明星。

　　虽然找起来很漫长，但我的目标很坚定。在紧张忙碌的工作之余，用心留意着身边走过的形形色色的人。拒绝了一些人选后，我仍然耐着性子找寻着可以携手相伴一生的人。

　　终于，在 2013 年春季，在 QQ 群里聊天，一个思想成熟、性格稳重的一个男人走进了我的世界。从见到他的那一刻，我知道我一直苦苦等待的那个人终于来了。单身未婚、成熟稳重、性格包容等方面都符合我的择偶要求，既然认定了，就好好相处。

　　经过近 5 年的用心经营与全面磨合，我们两个人的关系越来越牢固，逐渐成为圈内朋友间羡慕的一对。

（某病友）

我们的"艾"故事

远看，各色霓虹灯的映衬下，一辆辆汽车在都市的高架桥上有序行驶，绿灯时，加速行驶，穿过路口……

和所有好朋友一样，在 2012 年圣诞节的那一天，小田、小勇和我都很开心。打完羽毛球后聚在一起，在球馆临近的小餐馆聊天打闹，窗户外面有呼啸的冷风，我们相约以后如果可以，时常聚一下，喝点小酒。热闹以后，我们就各自散了。

2013 年春节前的阴历腊月二十八下大雪，雪一直下到了初六！3 月，我离家去了外地，没有跟小田、小勇联系，直到了 11 月才回来。见到小勇以后，他说小田在 4 月份因一次感冒引起了肺炎，病情发展很快，当天夜里在去省级医院的路上，就"走"了。他的前男友得知这个消息后，在自家的楼下，抱头痛哭。据说，可能小田是因为感染艾滋病以后，没有及时治疗，出现并发症去世的。

小田是个可怜的人。小田的父亲跟他母亲的关系不好，总是吵架，时常不回家，后来有点钱就跟外面的女人鬼混！"他很少管教我，有他没他都一样！现在他老了，回头哄我妈，说要跟我妈过，哎……"他曾经叹气说。他有时喝多了会跟我们讲他的小时候。"有爸就跟没爸一样！"然而，他的心里其实是很爱他的父亲的吧，我想！小田只想得到多一点父亲的关注和陪伴。

羽毛球场上的他，很矫健、灵活，他跟别人打双打，配合得很默契。大家水平一般，但是都彼此欣赏。羽毛球不会像篮球、足球那样有太多的肢体上的碰撞，更多的是自由奔跑，灵活变动，所以乐趣很多。有一次，我们打了近一个小时后，下场休息，一边喝饮料，一边闲聊着。"嘀嘀……"他的交友软件响了，他看了看手机，看了看我，说了声："抱歉，

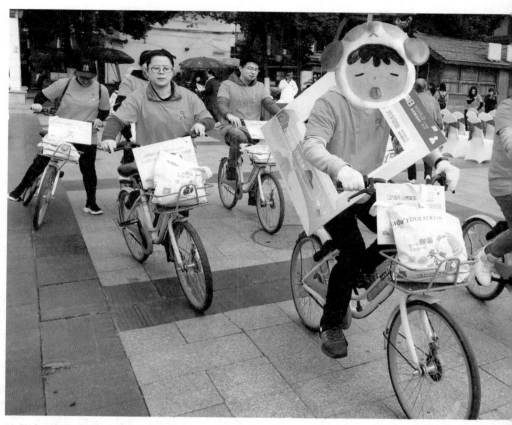

防"艾"志愿者参加世界艾滋病日宣传活动

有事,先走了"。大家互有默契,并不多言。有时,他说:跟人"约炮",空虚的! 就那一阵子舒服了,后来也不会再联系,也挺没意思的! 这大抵就是游戏的规则,大家都默契地遵守着。他说,他想找个经济条件好一点的男朋友,这样他就不用工作了,加班多累啊! 后来,他碰到了一位这样的,但他又说,太黏人了,还是算了吧,也许下一个会是他的真命天子。然而,他却没有想过改变自己,让自己变得更好,只是每天憧憬着白马王子从天而降来拯救他和他的生活。跟多个陌生人发生过同性性行为,让他得过阴虱。当时,他发誓以后要洁身自好。然而,诱惑多,自制力却不足,因此他又开始了以前的"约炮"生活,重复着以前走过的路。现在,他终究真的走了,再没有机会去改正!

小田没有及时修正自己的路,幸运的是,我有!

在我的印象里,我们家是由两个姐姐、两个姑姑、奶奶、阿姨和有帕金森病的爷爷组成的。可能还得加上时常值夜班,偶尔会出现的身材矮小的父亲。在我人生的成长中,父亲也很少陪我,妈妈觉得外面不安全,不许我跟外面的小朋友一起玩耍。在家里,偷偷看电视就成了我唯一的乐趣。儿时的种种过往,我一般都不愿意去如此透彻地回忆,因为我的童年是压抑的。

大学毕业时,开始接触网络,我那时经常泡网吧。觉得有了网络真好,可以了解科技前沿,可以看到如此多的电视剧等。然而,对于我来说,接触网络后,我重新认识了自己,认识到自己与其他人不同的性取向。通过网络,我结识了一些性取向相同的男孩们。2005 年 6 月,为了彰显叛逆,我去了南京,去见在网上已经认识了三个月的大学生 A。跟他见面后,他的行为却刷新了我的认知。见面以后,他跟我坦白说:他一直不断跟其他人"约炮",已经形成了性瘾,青春期的躁动,让他无法停止,他想停,但是已经停不下来。他深情地亲吻我时,我很享受。在回家的公交车上我想,为什么他会说"停不下来",不是爱一人,终一生的嘛?那时的我,懵懵懂懂知道性与艾滋病有关。所以,我想他这样下去,也许很快会得艾滋病。后来,我们慢慢就不联系了。

艾滋病真的如此可怕吗? 我也在不断了解有关这种病毒的知识,但我始终觉得,它离我如此的遥远。在生活中,只是听说过艾滋病,总觉得这个病应当跟我与我的生活无关。后来不断冒出了各种交友论坛和软件,我也成了一个频繁的使用者,与不同的人发生关系,也有了"停不下来"的感觉,如此真实! 我知道自己的行为很危险,所以我定期到医院检测 HIV。每检测一次,内心都忐忑一次。2009 年、2010 年、2011 年、2012 年我都很幸运,每次检测结果都是阴性。2013 年的 1 月 1 号,我又一次去医院检测。看着化验员递单子给我的奇怪表情,我敏感地觉得这一次检测结果可能不一样。化验单拿到手以后,看着阳性结果,只听脑袋"嗡"的一声巨响,不知所措。化验员安抚我说,要不再测一次看看。我好害怕! 我退缩着! 我不知道该怎么办! 带着无助的心情,我离开医院去另一个城市找我的姐姐。在我姐面前坦白了一切,我坐在冰凉的大理石地砖上痛哭不止,因为挣扎得太久了,不哭我会死。在我家乡这样的小城市,熟人的社会,熟人的关系网,一个人知道了,全城的人就都知道了。我如此想,我也因此恐惧着!

自杀,父母会很痛苦! 我该如何选择呢? 我选择了逃离! 我要跟我的老家分开,我要跟我现在的生活分开。我换了手机号码,辞了职,去了南方的城市,找了工作,租了个小房子,在疾控中心医生的帮助下,我申请到了免费的艾滋病治疗药物。现在的我已经通过服药，可以像正常人一般地活着。不幸的是我感染了艾滋病，幸运的是感染了艾滋病让自己"停"下来了。我"停"下来后，全身心地投入到工作中，再次感受到了自己的存在。书、电影……让我感觉闲暇的生活原来是这么美好。

突然有一天，小勇发语音，虚弱地跟我说："我住院了，快来医院看我"。直觉告诉我，他可能得了艾滋病的并发症，到了医院才知道是高血压。他一边跟我聊着，一边眼睛盯着手机上收到的信息。他总爱抱怨小田不讲义气，找他帮忙开车去南京都不答应。他又说，小顾也不讲义气，帮他开了个甜品店，生病了都不来看他。还有谁谁谁都是白眼狼，不来看他，都是混蛋。他小心翼翼地与他的每一个前任相处，经常晒着各种小幸福的照片，然后又会闪电般分手，最后只剩下他的咒骂。他有次跟我推心置腹地说，他二十岁时，跟一个同样年轻的男孩，带着积蓄一起私奔去了南京。他们在一起 15 天，很幸福，以为冲破了各种压力找到了彼此。然而，钱花完了，矛盾也多了，最终那个男孩选择了回家。这时，他的眼睛还在看着远处，若有所思。他有一个蛋糕店在闹市区，生意还不错。年近四十，心态却很年轻，喜欢跟年轻人打闹，也喜欢用软件"约炮"，他很忙碌，生意不忙时，约会会很多。他现在依然还在"停不下来"的状态里，未来会如何，谁也不知道……

（某病友）

关"艾"正能量

　　三年,对于一个艾滋病老病友来说,应该是一个很成熟的确诊病龄了。从最初的惶恐不安到慢慢接受,再到重新融入正常的生活,似乎每个确诊的病友都在走着共同的轨迹。然而我相信每个患者在回想这一路走来的历程,想到最多的应该就是"彩虹家园感染者关怀社区组织"里那些第一线的"爱心天使"们的微笑。

　　对于我来说,很幸运,没有太多心理上的挣扎,也许是因为时间总会让人刻意选择淡忘忧伤,时常想起的都是"周姐姐""顾姐姐""成老弟"他们发自内心的笑容。每天看着他们在微信朋友圈发布关"艾"的信息,再看看自己安静的朋友圈,才发现他们是那么热爱这份工作。也许是这份工作承载了太多的责任,也许是这份工作让他们找到了自己的价值,也许是这份工作让他们体验到了不同人的辛酸,才更加地珍惜现在的工作和生活。有太多的原因,都在支撑着他们继续在为防"艾"、关"艾"这条任重道远的路上前行。想想自己刚刚加入病友群时的热心交流,再到现在的默默"潜水",似乎都是在告诉疾控中心的医生们,自己现在生活得很好。然而殊不知这样的悄无声息并非是对他们最大的回报,他们真正需要的是我们能敞开心扉地交流,或者是能真正感受到我们的积极乐观向上的生活态度。

　　那天,看了《朗读者》节目中蒋雯丽那段视频,还有当年在她老公顾导拍摄的关于艾滋病题材的电影《最爱》中的真实患者胡泽涛,内心也在感叹着生活的美好带给自己的一种莫名的感动。去年12月1日,看了世界艾滋病日的晚会,在电视机前默默地被那些偏远地区的防艾工作者们感动到流泪。再到今年初参加了滨湖区举办的彩虹家园迎新年会,病友们积极地参与表演,防"艾"工作者们与大家其乐融融地在一起交流,忽然发现只有这些正能量的片段才能唤起人们对生活的热爱,以往

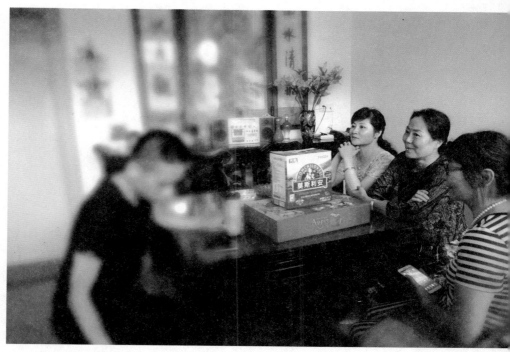

无锡市五院红丝带关爱中心任大姐到感染者家中慰问

的辛酸、恐惧都不会再像过去那样整天羁绊着我们的生活，而越来越有意义的追求会让我们的生活变得更加多姿多彩。

从自我做起吧，充满正能量，感染他人，也感染自己，让这个特殊的群体越来越充满朝气，扫除阴霾；从自我做起吧，做些有意义的事情，去实现自己的人生价值，以免在将来为过往的行将就木而感到悔恨；从自我做起吧，善待自己，这样才对得起那些防艾工作者们默默付出的辛勤与汗水。我相信，终有一天我们和她们一样，会留下让他们更加难忘的笑容。为自己，为他人，加油！

（滨湖迹生）

当"艾"来临时

"喂！哪位？"我像平常一样接起手机，手机那头说："江阴疾控……"我有些着急地说："我的血样有问题？在电话里说不可以吗？非要去疾控？好吧，明天去！"

心情忐忑，彻夜难眠，第二天疾控中心的医生交给我的确诊报告，让我一时无法接受，"你说什么？我感染了艾滋病，不可能！我一直坚持做防护措施，怎么会出现这种情况，是你们搞错了?！"那一刻，想死的心都有了。为什么这样的不幸会发生在我身上？我那么小心，可还是被感染了！我懊悔不已！

我在脑中思考回忆，反复过滤了与自己发生过关系的人，终于想到，大概就是他传染给我的，因为那人突然拉黑了我，已联系不到了……想到自己选择了独身，为了找到那个自己喜欢的他，虽然家人对我各种不理解，为了能在同圈找到一个携手走一辈子的梦想，破灭了。艾滋病，心头更是压了一块大石头。我痛苦懊悔，自责彷徨……痛定思痛，我想清楚了，还是要接受这个现实，尽管很残酷，但生活仍要继续。

疾控中心的医生给我讲了很多艾滋病的相关知识后，我才明白艾滋病的传播途径等常识，只怪自己，一时放纵，种下恶果。新区的医生并不排斥我，鼓励我坚强，尽快上药，这样就能更好地抑制病毒的扩散。调节好自己的情绪，慢慢我也就接受自己了。

现在吃药快两年了，想起服药之初各种的不良反应（如呕吐、乏力、食欲不振等），痛苦难受，只能自己承受。现在已调节好了，能吃能睡，精神状态也好了很多。有些朋友见到我说，比刚吃药时精神状态好很多，精神多了。想想，艾滋病也就那么回事。

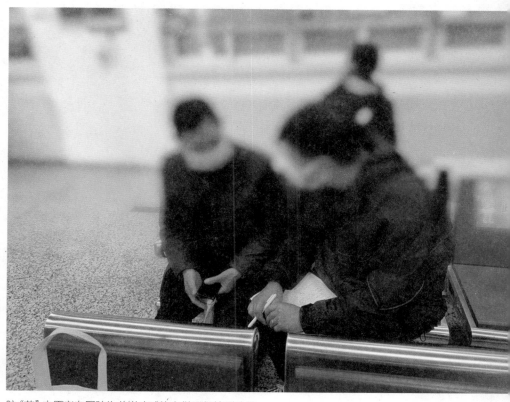

防"艾"志愿者在医院为艾滋病感染者做配偶检测动员

感谢困难时给予我支持的朋友,感谢逆境里帮助我的医生,正是他们的扶持才使我走出困境,健康生活。

希望感染艾滋病的兄弟们都坚强快乐地活着,希望看到的"同志"们洁身自好,并能正确使用安全套,希望艾滋病有被攻克的那一天……

当"艾"来临时,我选择了接受它!早上药,早治疗……

(某病友)

"艾"了，也爱了

　　三年了，一千多个日夜弹指间溜走。今天，我很庆幸，也很自豪，因为今天我还能在这里为病友们、"彩虹家园"的家人们秀秀"小恩爱"，讲述"艾"的经历，分享爱的故事。

　　记得三年前的那天，当医生告知我"艾滋病检测阳性"这个噩耗的时候，我虽然很震惊，但也只是几秒钟的时间就恢复了常态，变得很从容，很淡定，居然还跟医生开起了玩笑。医生问我是不是GAY，我装不懂，反问医生什么是GAY。医生说就是"同志"的意思。我说，我是同志啊，我是男同志你是女同志啊。她说不是这个同志的意思，我说那是什么意思哇，她说就是同性恋，我急忙说不是不是，我怎么会是那样的人呢！

　　她又问我，你吸过毒吗？我忙说，医生，我们家世代良民，从不沾任何毒品。医生无语，我也不知当时自己怎么会有如此巧舌如簧的说辞。最后医生说，你还是到市疾控中心去再验一次血吧，如果那边确诊了，你再到我们医院来，我们医院将全额退还你的医疗费用。我还是礼貌地对她说声谢谢，然后头也不回地离开了那家医院。

　　走出那家医院的大门，独自游荡在满目繁华的大街，那时的我才真正回到了现实之中，心里满是凄凉、悲伤、惶恐和无助。面对大街上的车水马龙、人来人往，无声的泪水像断了线的珍珠顺着脸颊汩汩而下，满脑子一片空白，就像深夜里的游魂一样四处飘荡。在稀里糊涂中我来到了运河边，望着泛黄的河水顺流而去，想象着今后被病魔一直折磨着的病体残躯，我的心碎了。我将如何面对养育我多年的父母，如何面对今后的人生。傍晚，望着天边的落日余晖，怀揣着惴惴不安的心情回到了那熟悉而温暖的家。看着白发苍苍的两位老人，我勉强挤出了一丝笑脸，对两位老人点点头就回到了自己的房间。那夜我彻底失眠了，想得最多的还是父母,却从未想过"死"这个字。

在艰难困苦中熬过了三天,这三天度日如年! 市疾控中心的确诊报告下来了,是阳性。手拿着那份沉重的报告单,我走进了区疾控中心,进行了一系列的信息登记,感觉自己就像一个受审的犯人在接受讯问笔录一样。那天疾控中心的医生给了我半个月的药量,并说半个月后去市五院检查一次,如果市五院的医生说没问题就再来拿下半个月的药。在接下来的半个月里,我出现了从未有过的恶心、干呕,吃什么吐什么,黄水都吐出来了,并严重影响了我的生活和工作,给我带来了无尽的伤痛和压力。

半个月后我去市五院找到了陈主任,把服药后的症状和化验报告单给她看了。陈主任说要换药,并打了电话和开了单子给我带到了区疾控中心。结果区疾控中心没有那种药,之后我自己到南京二院买到了药。换药后,我平稳地度过了服药最初的适应阶段。在区疾控中心领药的日子里,每次去都带着一种复杂的心情,看着医生的脸,我不知道该怎样去跟她进行沟通。之后,我也变得沉默寡言,不苟言笑,在单位也是如此,而且爱发脾气。

2014年的端午节,市五院红丝带关爱中心的任大姐在"仁爱之家"举行了一场活动,那天我认识好多病友,当然也认识了我的那个他。这是我生病以来第一次跟大家聚会,见面,交流,谈心,那天大家都玩得很开心,我也很高兴,还和刚刚认识的他去超市购买了晚上要用的饺子皮。认识了他之后,我也进入了他的生活和他的社交圈子,也清楚了解了他的为人。总的来说,是他的善良、宽容、豁达、热心征服了我,赢得了我对他的尊敬和爱慕。跟他在一起的这些日子里,有欢乐,有悲伤,有吵闹,也有泪水,我们就是在这样磕磕绊绊的岁月里一起度过了三年。刚开始,由于对他的不了解,我很讨厌他老往外面跑,不知道他去干什么。因为他的工作太忙,难得有一个休息日,我就去陪他。跟他在一起后,我跟父母在一起吃饭的时间都很少很少了,全部的休息日都在他家度过的。因为对他的不理解,所以经常跟他吵,惹他生气。而他都会让着我,不跟我计较,我也知道自己有时候是无理取闹,但就是控制不住自己,用周姐的话说就是"你看,太湖又在撒娇了"。呵呵! 作为志愿者的他,有时候不得不把我扔在家里,去照顾其他病友,看着他满头的银丝,皱纹也爬上了他饱经风霜的脸庞,我的心里也很难受。也担心他的身体受不了,毕竟新来的病友还需要他们这些志愿者去做思想工作,向他们解释服用抗

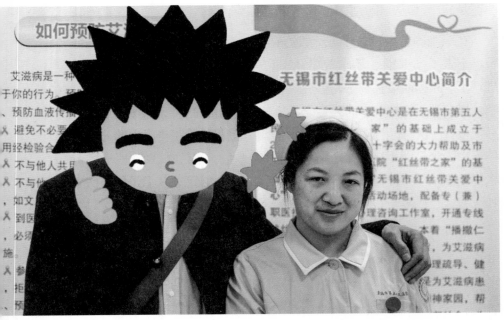

关"艾"志愿者与医院护士阿兰合影

病毒药物最初阶段的注意事项,哪种药物有什么反应以及药物的依从性等等,有很多事情需要做。

记得去年在南京查艾滋病病毒载量的时候,服用二线抗病毒药物克力芝一年的我病毒载量还高达六万多。当时我自己倒像没事人一样,可我们家老头急得哭了好几天,我反过来劝他,"没事的,大不了吃自费药嘛",可他还是一个劲地掉眼泪。第二天,我在他的陪同下去了上海公卫中心做病载和耐药检测,报告出来后,我的检测是低于检测线的,原来结果是南京方面把我的血样弄错了,这下我看到老头子笑了,我也笑了。他说:"这下我放心了,你把我吓死了。"他不但对我如此关心,对其他病友也是如此。在五院帮病友挂号、排队,带他们到医生那里去咨询,还带着新病友去上海看病,这就是我们家那善良、慈祥、可爱,又"多事"的老头。看着他忙前忙后地转个不停,我在心里默默地祝福他,"宝贝,我爱你! 但愿我们的这段'半世情缘'能陪你到生命的尽头"。我跟他的这段恋情虽没有丰富多彩的生活,也不具诗情画意般的浪漫,虽平庸,且平淡,但我俩都很知足,只愿在今生有限的生命里,心儿紧紧地跟随你,陪你看朝阳升起,看晚霞余晖,看淡蓝的湖水,看潺潺的小溪。

"醉过方知酒浓,爱过才知情深",这就是我现在的心境吧。跟老头在一起后,在他的帮助、引荐下我也转入了滨湖区疾控中心接受管理,也认识了周姐,正式成为了"彩虹家园"的一分子。融入了这个大家庭之后,我才真正看到了什么叫"人间真情",理解了"医者仁心"的含义。滨湖区疾控中心的周医生,人称"周姐",一位朴实的女性,一位善良、真诚的军嫂。在这个几百号人的大家庭里,有的叫她"周妈",有的叫她"美女",也有的叫她"妹妹",我称她周姐。她,就是我们这个特殊的大家庭的家长,所有病患都是她的亲人,她用"大爱无疆"的精神和无私奉献的爱心使每一位"家人"走出了困境,走出了彷徨,重新走进了幸福快乐的生活。记得那次查 CD4,周姐看到服药一年多的我的 CD4 并不高,就怀疑我肯定耐药了。没多久,周姐打电话叫我再去查 CD4 并做耐药检测。结果出来以后,果然被周姐说中了,我耐药了。因为我太忙了,周姐打电话给我说我家老头有点小问题,要我去疾控中心才告诉我到底什么事。我问我家老头有什么事,他只说你来了再说吧。我想不对啊,这不是我家老头的处事风格,他那么淡定,肯定是我哪里出了问题。去了之后,果然如我所料,周姐用善意的谎言把我"骗"到了疾控中心告知了我实情。她怕我有其他想法,还给我做心理疏导,讲笑话,让我开心,尽量别把这事当作负担和压力。其实经过那么长时间的心理斗争,我已经习惯了,我能够坚强面对,也感觉无所谓了。周姐看了耐药检测报告单后,她在第一时间里把我服用的药剂、药量告诉了我,并根据药理、药性、服药后都有哪些副作用都给我做了详细解释。由于暂时没有需要更换的新药,需要申请,她就叫我先吃以前的药,稍微等几天。没几天,她就叫我家老头去拿新更换的药了,并嘱咐他赶紧把药给我送来,不要再耽误了,这是其他区的医生都无法做到的。

周姐,有多少个双休节假日,你放弃了与家人团聚的好时光;有多少个月朗星稀的夜晚,你都陪伴在彩虹家园的"亲人"身旁;当年幼的孩子需要你用母爱去呵护的时候,你依然坚守在自己的工作岗位上与新老病友促膝交谈,倾听他们的心声。每年还煞费苦心地为"家人们"举办各种各样的活动,但搞笑的是每次活动我都觉得像《非诚勿扰》里的相亲大会一样,既开心又好笑。娱乐的同时还能调节大家紧张的情绪,还能促成一段段美好的"姻缘"。在这里,我真诚地对你说声:"谢谢你,周姐!"你对彩虹家园的亲人们"不抛弃,不放弃"的关爱之情、仁爱之心,我们永远记在心里。谢谢你,美丽的天使! 感谢你与我们同在,与"艾"同在……

（滨湖太湖）

为爱坚守

2012 年的夏天,我和相处了 3 年的同性男朋友回到了出租屋。彼此没有话语地坐着,坚强了很久的我哭出了声,他不知所措地握着我的手也哭了。我说我得了艾滋病了,已经确定了。"我不会离开你,放心",他说着宽慰我的话。以后的路还要走下去,他拿出疾控中心给的有关艾滋病介绍的小册子看了起来。一个星期后,心情好很多的我接到了疾控中心电话,让我们过去登记更详细的资料。巧合的是,疾控中心的这个负责人居然跟我是老乡。呵呵,看到墙上挂着一面面锦旗,心里仿佛看到了希望一般。这个负责人姐姐告诉我,目前我的情况还算好,让我回去好好休养,也单独跟我的朋友科普了一些有关艾滋病的知识和注意事项。

之后的 4 年时间里,我照常上班、玩耍,跟正常人一样。也就是这 4 年时间里,我的男朋友更加细心地呵护着我,疾控中心的周姐也每隔几个月,提醒我检测,并详细询问我的情况。其实我是幸福的,因为一直有着他和她的关怀和眷顾,谢谢他们对我的不离不弃。所以我要为爱坚守,为了他们给我的爱,我一定会珍惜来之不易的现在,感恩生活对我的眷顾。2016 年,在周姐劝导我不知道有多少次后,我终于想通了,开始服用艾滋病抗病毒药物。也就是在这一年让我认识了更多的病友和志愿者,他们无偿地帮助我解决了服药的问题,也有了更多的病友的关心和帮助,经常疏导我,为我以后的生活考虑。感谢周姐,感谢我的爱人,感谢志愿者,是他们让现在的我能够更加开朗。因为有了他们做我坚强的后盾,我再也不害怕了,我的朋友再也不用担心我想不开了。未来的我,会好好吃药,会好好赚钱,希望能认识更多的朋友和病友。我会把这份特殊的爱和坚守传递给更多的人,愿有爱的人一生平安,愿天下的"艾"友脸上都挂满笑容。

(某病友)

走过平凡之路

今天在群里,和疾控中心的顾医生聊起这次活动初衷,心生感慨。的确,现在的生活节奏带给大家的压力,对于一个正常人来说,都很难静下心来,何况是我们这些徘徊在"死亡边缘"的特殊人群。其实对于我来说,静下心很简单:一台电脑,一杯咖啡,当然必不可少的是那些陪伴我多年的背景音乐。

在家休息了近半年后,我也开始了新的生活。现在的生活状态很轻松,工作悠闲,生活作息规律,从不熬夜;多吃水果、蔬菜这些原来我从不放在心上的饮食习惯也逐步纳入日常生活。现在这种生活状态也的确是我想要的,有时候想想,反而挺感谢这场"命中注定"的遭遇。如果不是感染艾滋病的缘故,可能我仍然生活在整天抱怨、争吵的生活状态当中。也许这就是"上天给你关上了一扇门,也必定会给你打开一扇窗"的真实写照吧。想想现在这种与世无争的生活,再回首刚刚服药到离职在家的那段时间的挣扎,心里满满的都是对"彩虹家园"感染者关怀组织的无限感激。毕竟,确诊艾滋病给我们这些人的打击太大了。但是,我相信每个人都会慢慢地走过那段时光,不同遭遇的人要处理着不同的事情,走过之后,接下来要面对的就是与病毒长期抗争的持久战。

到现在,我对艾滋病这个医学名词也知之甚少。虽然从医学角度来说,目前还不能治愈,但现在已经能够对病毒给予很好的控制。所以那些刚确诊就整天担心自己命不久矣的患者们,只要你们不是因为各种来也匆匆去也匆匆的并发症才确诊的话,说明你的生命已经走到了一个转折点,开始离死亡越来越远,还是收收心想想如何准备这场持续一辈子的抗战吧。

确诊以后,其实自己什么都不用做,会有人主动联系你。什么时候该做检查,什么时候开始用药,都有各个区的疾控中心医生给你安排得妥妥的。现在想来,这样最好,不要害怕,就把自己安安心心地交给他们吧。每一个经过市疾控中心确认的患者,接下来接触的第一个帮助你也是跟你打交道最多的就是各个区的疾控中心医生了。在我心里,我一直认为他们就是我们的监护人。我很庆幸自己所在的区有周医生这样一位性格开朗、睿智、善良又平易近人的美丽天使,对于这样一位相处起来毫无压力、毫无疑虑的医生,想不拍拍她的马屁都难。首先,她是一个懂得倾听的人,因为在刚刚确诊的时候,你可能还没缓过神儿来就被转到了所在区的疾控中心。那时候心情的波动最大,也是最需要发泄的时候,也正是因为这样她成为我们的第一个倾听者。其次说她睿智,是因为她是真的该问的问,不该问的只字不提;该说的说,从不给我们各种压力;当然,有些患者整天在群里抱怨,可身体各项指标比正常人都好,还说找不到工作,她也会毫不客气地教育一番。(PS:今天在滨湖彩虹家园组织的饺子会上还碰到了顾医生跟我约稿,这篇文章没想到刚写了个开头,我就被突如其来的高烧烧得一蹶不振。还好没有影响今天的正常计划,看到了一些新病友,飞马还说我比以前胖了;我们还开玩笑说老大哥带的包太小了,装不了多少东西;大熊是边吃边喝,一点也没闲着;顾医生的小宝贝儿还围着我唱了首《小苹果》;30个人里面11个奖品,虽然我没有幸吃到,但我帮别人夹的一个饺子居然中了个奖。大家其乐融融地在一起,即便只是因为这一场相同的命运让我们相聚,但它足以抵消了心中那份无人知晓的孤独。在这里衷心地祝愿每一位为彩虹家园奉献过的天使们健康、幸福!)

昨天发烧的时候,市疾控中心的成医生来给我煮了粥,心生感激。想想前天自己躲在被窝里一个人默默承受着高烧的痛苦,自己翻来覆去地在微信里想发朋友圈,写了又删,到最后很多东西都是要自己默默承受的。所以说人真的是一个很复杂的情感动物,有很多时候你觉得自己难受到不行,甚至想到过结束自己的生命。但是,绝大多数人最后还是选择勇敢地活下去。到现在我也没有听说哪个病友因为得了这个病想不开而自杀的,一个个都活得"光鲜亮丽"的。所以那些想不开的病友们,只要不去想到死,哪怕婚姻不要了,家庭砸了,工作辞了,不用担心,这只是一个过程,慢慢都会走过来。

还有,群里的一些患者们,别再羡慕别人的生活,而抱怨自己的悲哀了。你不争取属于自己想要的生活,那么就只能永远地活在羡慕别人的

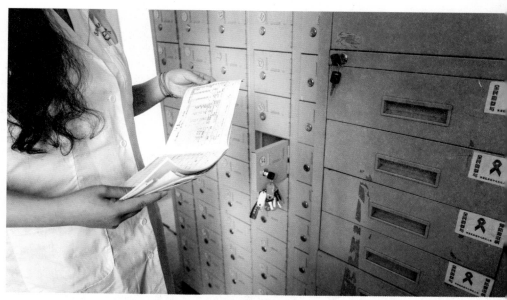

彩虹家园给不方便家中留药的患者准备了自我管理小药箱

世界里。是不是我们自己想要的生活就一定要与物质基础扯上关系？我只能说赚多少钱就过多少钱的生活吧。别好高骛远，也别给自己太大压力，只需要静下心来想想自己想过一种什么样的生活。这种生活经过自己努力是可以达到的，而不是靠什么买彩票中大奖，或者靠同病相怜的有钱人提供的。我相信只要我们把内心的关注放在自己的精神世界，就会发现生活大有不同。

虽然我到现在还没过上自己想要的生活，但我已经在朝着那个正确的方向前进了。如果你一个人不知道如何打发时间，不一定要去KTV，可以去新华书店待了一下午，随便找一本书看看，不要钱还补充了精神食粮；如果你静不下心来去看书，也可以去一些市内没有去过的地方，喜欢热闹，可以去一些没去过的商业广场；想安静一点，可以去一些免费人少的景点公园，比如惠山古镇；要么关注一下影讯方面，下个团购软件，没事一个人看场电影；物质上允许，也可以想想自己想去些什么地方，给自己定个小目标。如果自己真的不知道干什么，可以问问我们的父母有啥想法，在自己能力范围之内，陪他们度过一些难忘的时光吧。总之，别荒废了我们宝贵的时间。我们都曾经失落、失望，迷失过方向，然而这一切走过来以后，我们会发现这段走过的平凡之路，也是属于我们自己的不平凡。

（某病友）

小幸运

在我动笔前,相信很多人看了我这个标题以后都会想:你都得艾滋病了,还"幸运"? "幸运"这个词以后基本上就与你无关了。以前绝大多数人对艾滋病都有着非常大的恐惧,一旦发现身边的人感染了艾滋病,十有八九会避而远之。可是,你们知道吗? 我们只是不幸感染了艾滋病而已,感染后的我们,都会非常努力地活着。不管是精神上还是身体上的折磨,我们都会努力去承受。走过之后,我们还是会迎来每一天的阳光。我们非常希望大众减少对我们的歧视,得到的是更多的理解与关爱。下面我写的内容就算是写给社会大众的一封信吧:

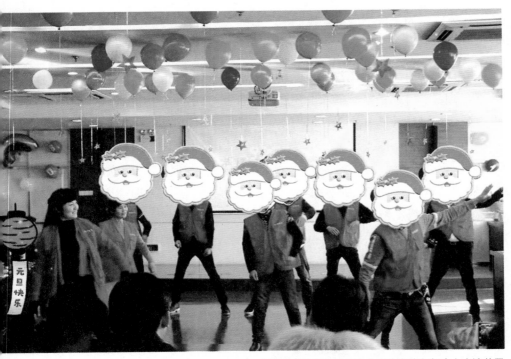

艾滋病感染者和疾控中心医生在病友年会上表演节目

你们好,我是一个不幸感染艾滋病的人,先分享一下我的故事吧。我叫小周,如今已迈入而立之年。八年前,我在传染病医院的病床上被告知感染了艾滋病。但是我并没有像很多人一样恐惧,每天以泪洗面。我当时就有一种想法,我怎么突然就生病了?其实那个时候我对艾滋病的了解与认知微乎其微。然而由于工作环境的关系,我的免疫力有所下降,并且引起了艾滋病的一些并发症,例如肺结核。起初只是咳嗽、发烧,延误了两个多月,后来越烧越高,病症越来越严重,拍了 CT 后显示肺部肺门处感染严重。确诊了肺结核,当晚就住进了市五院。由于发烧过高已达 41.9℃,我整个人处于迷糊状态。医生告诉我的父母,小孩子如果再晚点送来的话,恐怕都来不及治疗了。后来由于不对症,难以下药,试遍了好几种方案就是不见好转。最后经过血液检测,结果显示艾滋病检测阳性。从那一刻起,我知道从此以后自己的生活将会变得和以前不一样了。

此时此刻,我很想感谢一些人,一些我生命中的贵客。

第一个想感谢婷姐:

就在我们为老大哥庆生十周年的那天晚会上,也是我相隔 6 年后与你再次相见。我很开心与你再次相见时,我自己处在一个很满意的状态,当年那个唯唯诺诺的小鬼已经变成了如今开朗的样子。当年你接手了我,让我不要怕,甚至把我从鬼门关拉了回来,那份感谢我不知如何用言语来表达出来。我觉得你懂的,我唯一能做的就是让自己活着,活得更好,让你当初为我做的一切都变得值得,谢谢婷姐,感恩有你!!

第二个想感谢周姐:

其实想想,美丽姐姐摊上我这个磨人的小妖精也算倒霉。在我人生中最浮躁、最不安分的时候遇上了周姐。第一次见她,一个有点小爱美,看似平平常常的女人,殊不知内心强大到爆炸。如果没这个强大的女人,我想我的世界不会像如今这般舒心。幸好有你,让"我"和"我们"的身体少受了很多罪。幸好有你,让我心态逐步恢复了正常,让我学会一步一个脚印去生活。幸好有你,让我遇到我奢求 N 年所盼望的那份感情,我一直挂嘴边两个字——感恩!这个世界上除了父母,没有人有义务对你好,是你让我真正在现实生活中懂得什么叫"大爱无疆",我想拥有你不只是我的幸运,更是彩虹家园中所有人的幸运。

想感恩的人太多太多,万事通的飞马、如母亲般的陈姐、白衣守护者陈主任以及所有的志愿者。

说说现在的我吧,相信每个人都向往着专属爱情,同志人群也不例外。很早很早的时候我就是一个感性大于理性的人,一开始我以为我真心对别人,别人也会真心对我。可现实是残酷的,它会给你当头一棒,可偏偏我又是个不撞南墙不回头的人,一撞,两撞,三撞,最后遍体鳞伤,只能独自回窝乖乖地舔伤口。慢慢地怕了,也不愿过多诉说,绝口不提过往,更多的是不愿意去提。就好比在你肉上划了一刀,当时你疼得死去活来,好不容易结疤复原了,现在你自己把肉拨开,笑着说,嘿,哥们,你看,好疼,这就是我当时受的伤! 可别人并不是你,并不知道这有多疼,而且你这样做容易二次感染。所幸,上天是公平的,自有它的安排。它让你受尽苦痛,只是想让你更加懂得珍惜。在家园中我认识了他,我和他的开始并不像童话故事那般。由于当时对自己的很多不确定,我放了他不少于 5 次鸽子,几星期之后才与他见上第一面。很庆幸当初你对我的坚持,以至于我现在拥有了你,最自豪与骄傲的感情和你。当我最艰难的时候,你抱住了我,说"别怕,一切有我!"那时我就知道眼前这个男人,这个把我抱着的男人,我不打算放手了。如今快一年了,我们完成了属于我们的仪式,每天满满的都是爱。工作时给对方鼓励,不顺心时给对方安慰,这不就是我这么多年所盼望的吗? 没错,我们是得了艾滋病,那又如何,只要我们保持良好的服药依从性,这个病不就是和糖尿病、高血压等慢性病一样的嘛! 心态好了,幸运也就慢慢地来了!

最后我想说,艾滋病并不可怕。我们有太多太多的现实例子,他们如今都生活得好好的。如果你把它看成一种随时随地会吞噬人性命的病,那么这种心态才是真正可怕的。如今我用药 8 年,我觉得我很好,各方面都很好,很幸运。我愿意把这种幸运传递给所有的兄弟姐妹,愿你们都有属于自己的小幸运!

(滨湖嘉嘉)

"艾"的独白

珍惜身边的每一段缘分，把握拥有的每一秒时光。做好自己，简简单单——同一片蓝天，希望多一份关爱。下面分享一位艾滋病患者的自身经历和体会……

经历与坎坷

记得第一次知道自己的情况是 2012 年 5 月 15 日。这一天我永远不会忘记。早上拿到了我的确诊报告，下午也领到了人生第一次超过 3000 元的工资。一悲一喜充斥着我的内心，那一天永远印在我的一生里。

和很多"同志"一样，我的家庭也是破碎的，童年伴随着父母歇斯底里的争吵争辩。在读初一那年，父母终于过不下去，母亲在一个非常平常的早晨消失了，音讯全无。父亲只会给钱，我获得了全部的自由，却失去了该有的束缚。学习自然荒废，很早就步入社会。

同志与爱情

可能是因为从小被母亲打骂，我很抗拒女生，永远和她们保持着一定的距离。我很小就憧憬着有个宽阔的肩膀能保护我。初二那年迷上了网吧，也发现了"同志"这个词，慢慢地了解后，我也接受了自己的不同。初中读完就来到杭州打工，所有的一切都是新鲜的，非常开心。后面又跟随亲戚到了江苏宜兴学习,学徒每个月 800 元,都忘了那段日子是怎么过来的。进"同志"这个圈子,开始非常想要一段一辈子的爱情。把第一次给他,以后的每一天都能在一起。想得挺美,现实很残酷。一个大学生和我聊了半年多,非常关心我,我觉得找到了那个人,自然而然给了他第一次。后面却还是分手了,说不出谁的对错,不适合罢了。后面有需要了就去约,有压力了也去约。别人都喜欢我年轻的身体,干净的脸蛋。其他的都不会去多说什么,一切为了那片刻的欢乐。自己也不怎么在意,当时太小,可能有真心对我的人也没有去珍惜。知道艾滋病的存在,却觉得和自己特别遥远。偶尔看到了新闻也是一瞥而过。

职业与收获

两年过去了,辛苦的两年学习生涯结束了。师傅介绍我来无锡工作。那一年是 2012 年,当时听得最多的就是"2012 世界末日""玛雅预言"……我浑然不觉,充满着自信,万里长城第一步,苦日子熬过去了,以后会越来越好。我的职业是我喜欢的。来到无锡,我也收获了我的爱情,碰到了那个我深深爱过的男人,想认真和他在一起的男人。恋爱的日子特别幸福,我的世界除了工作就只有他。为了和他在一起,我听他的搬到他家里,和他一家人生活在一起,谎称我是他要好的弟弟。我的纯真笑容也被他们一家人所接受,下班了一家人一起在公园闲坐,一起在河边散步。那是一段最美好的时光,现在回想起来内心也是暖暖的。

失落与感谢

可惜快乐的日子并不长久,甜蜜的一个月过去了,他说想和我好好在一起,去检查下身体,确认一下。直到那一纸报告无情地摆在我面前,不敢相信自己得了这个,自己还年轻,刚有了工作,刚有了爱情,怎么能有这个。他说不会离开我,会照顾我。他做到了,却不敢再碰我了,生活里的一点一滴渐渐都变了。我有了自己专属的筷子、专属的毛巾。吃过的碗自己要洗干净,单独放。可我觉得他对我还是很好,常常做我的思想工作,给我制定饮食习惯。他说他会慢慢把我当弟弟,我却越来越喜欢他。后来好像他背着我有了喜欢的人,可我还是察觉了。跟他在一起半年,没有他的关心我走不过来。可我不想做他弟弟,我想爱他,可是没有这个资格了,一切都晚了。他很好,是我不够资格。所以我选择离开。

冥冥之中老天仿佛也垂怜我。离开前任独自一个人生活后，我认识了三个非常要好的朋友，都有这种情况。我们经常一起聊天，也决定搬到一起生活，互相有个照顾。正好是那一段时间我刚开始服药，每个人都会有一段适应过程，每个人对药物的反应都不一样。我出现了头晕、高烧、全身重度皮疹的症状。看着镜子里那个满脸红疹的自己，眼泪不停地往下流，这就是艾滋病，到最后会全身溃烂死去。那一段时间很难熬，我只记得自己半死不活地躺在床上，浑身难受，不敢去上班。他们三个人轮流照顾我，鼓励我。带我去看医生，挂水，换方子，我才挺了过来。非常感谢他们，也谢谢冥冥之中上天的安排，让我能在对的时间遇到对的他们。这份情我会记得一辈子。

感恩与希望

因为是住在滨湖区，所以我被安排在滨湖区疾控中心。这个区域的负责人是周医生，大家熟悉后都叫她周姐。第一次见面，周姐给我的感觉是不好说话。因为身份转换得太快，抵触心理很强。所以周姐问我在哪工作，我是不想回答的。周姐很不客气地说不配合就走，调回老家。当时我吓坏了，后来才知道这是疾控中心必须要做的，他们要充分了解每个人方方面面的情况，才能更好地帮助我们。我听从周姐的安排：抽血，查 CD4，每三个月做一次检查。和周姐熟悉之后，才了解到，她要管理的不止我一个人，能抛开普通人的恐惧心理每天和我们打交道，做个知心姐姐，非常难能可贵。周姐每年都会组织我们聚在一起去爬爬山或者进行其他户外活动。也会安排艾滋病方面的专家和我们交流。发现身边也有同病相怜的病友，心里莫名就有了的动力。不管活得是否长久，开心过好每一天就好。现在比以前好多了，我们享受国家的"五免一关怀"政策，提供免费的药物治疗和身体检查。通过稳定的药物治疗，身体可以控制在一个较好的状态，也会把传染概率降到最低。爱自己，照顾好自己就行。

自信与成长

去年，我的身体出了些状况，需要动手术。以前也听说很多医院都是不敢给艾滋病患者动手术，因为手术中医生暴露的机会太大。将心比心，这样的现实也能理解，可还是觉得无助，正好滨湖区有个朋友也有过我这种情况，在多方协调的情况下才动了手术。手术也很成功。我听从他的建议也去了那家医院。即使这样，我仍然很忐忑。

那位朋友和周姐为了我的情况不断和医院领导交涉，终于我也顺利进行了手术，并且康复出院了。躺在医院的时候才更深刻体会到，想让社会对我们这个特殊群体更加理解包容，还有很长一段路要走。非常感谢朋友们、疾控中心志愿者，还有周姐的帮助。一路走来，都是滨湖疾控中心帮助着我们这群弱势群体。他们不仅关心我们的身体，还经常开导我们。每一个新感染的患者都是靠着他们的一点点帮助而自信、独立起来的。

有过痛苦，才知众生痛苦；有过执着，才能放下执着；有过牵挂，才能了无牵挂。我没有那么高的境界，只想平静安康地好好活着，珍惜身边的每一段缘分，把握拥有的每一秒时光，做好自己，简简单单。我是一名艾滋病感染者，在这里写下自己的一点经历。希望读者能更了解我们，我们曾经错过也受到"惩罚"。但愿同一片蓝天，希望多一些关爱……

（滨湖林子）

嗨！我是石头

家庭的背景，
曾经的低落，
曾经的孤独，
一直想要离开……
……这个家园给了我希望

嗨，大家好，我叫石头，生活在北方的农村家庭，母亲是个小学教师，父亲是军人出身。在 1987 年的冬天我来到了这个世界，我有四个姐姐，我是家里老小，父母眼中未来唯一的顶梁柱，从小在母亲的宠爱中长大。初中没毕业我就出来工作了，第一份工作是做农民工，我住过草棚，吃过馒头、腌菜加白开水，那时候的苦和累只有自己知道。

我也不知道从何时起自己的性取向发生了变化，喜欢起了男孩，经常去网吧"登录"一些同志交友网站，想认识一些志同道合的朋友。聊天，交友，工作，成了那个时候的我工作之外的一种消遣，网站中有很多来自五湖四海的朋友，带着这种对感情的憧憬去过很多城市。

2012 年的 2 月 14 日，情人节，是很多恋人之间美好的日子，我却拿到了确诊报告。在拿到那份江苏省疾控中心出具的报告时，我感觉天都要塌下来了，完全不知所措。医生只告诉我去做个什么"小四"检测。我去了南京鼓楼医院，跟医生说了"小四"检查，才知道那就是艾滋病检测的一项，我当时在医院纠结了很久，始终没有做那个检查。不知道哪来的勇气，我告诉了当时的店长实情，辞职踏上了回家的火车，一路上给姐姐发信息，本想得到姐姐的安慰，没想到迎接我的却是……我一个人流着泪，提着行李又踏上了北上的火车，只因为听说北京的医疗效果好。

刚到北京我什么都不懂,幸好遇到了佑安医院的志愿者,在他的帮助下我住进了佑安医院,上药后的我通过各种资料才了解了艾滋病,那时的我遇到了很多歧视,吃药都要偷着吃,生怕被人发现,生怕别人的异样眼光,每天都在担惊受怕中度过,渐渐变得孤独、沉默……

2015 年 11 月因为之前的一段情感,也想要今后可以互相依靠,我解除了北京的档案,来到了无锡,来到了他身边,来到了滨湖家园。可惜好景不长,不到一个月我们还是分开了。离开,是我唯一想做的,我提着行李箱哭着找到了龙姐,说要离开无锡,当时龙姐臭骂了我一顿,问我"因为爱情? 放弃所有?"最终我还是留了下来,却变得孤僻不合群了。龙姐有一次看到我一个人躲在角落里,说:"石头你要走出自己的世界,多和群里伙伴们聊天,你才能活得开心"。

自从来到了"家园",我是幸运的,无论什么时候去滨湖,都能看到龙姐忙碌的身影,给病人做思想工作,做心理疏导,病人有什么不好的,龙姐比病人家属还要急,为病人东奔西跑,付出了很多……我也真正感觉到了世间的真情可贵,龙姐希望我们每个病人都能和正常人一样开心幸福。龙姐经常说的一句话,有病并不可怕,可怕的是人面对疾病退缩的脚步,不敢面对,不知道自己要的是什么。她还说战胜一切的不是亲人、朋友,是自己;人生路,自己走,知道自己想要的是什么,不要糊里糊涂地过一世。我特别感谢龙姐一年多来对我的关心、照顾,我越来越依赖这个姐姐了,她是我的再生父母,给了我第二次生命,让我变得开朗,爱笑了。

龙姐给我的忠言是:石头,永远要知道自己想要的是什么,人生路自己走,人的一生有悲哀痛苦,都要坚强面对。我会好好活着的,还有很多未完成的心愿需要我们努力去实现。让我们向一直不辞辛苦奋战在一线的医务人员和志愿者致敬,谢谢你们! 你们辛苦了,我们会好好的。一首《相亲相爱一家人》送给大家,希望大家永远开心。

(滨湖石头)

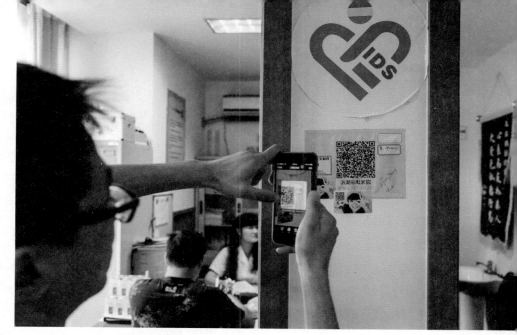

新确诊的艾滋病感染者在彩虹家园扫码加入病友活动群

在无锡

　　无锡，一个让我又爱又恨的城市。恨的是自己为什么是"同志"，爱的是这座城市的人文环境，更爱这座城市的人。2013 年因工作原因我被调到无锡，认识了我生命中最重要的人之一——无锡市滨湖区疾控中心周俊燕。也许在我的有生之年都离不开她。病友们一般都是亲切地喊她姐。她正如亲人和大姐一样关心着每一位病友，最令我钦佩的是她的工作态度，她的不厌其烦。她不仅在疾病上给我们指导和帮助，还会关心我们的生活、疏导我们的心理。记得上药的第一个月，几乎是每天都头昏脑涨，不能正常工作，就是在周姐的帮助下度过了人生中最难忘的一个月。之后也许是吃药的原因，心情越来越差，还会自暴自弃，会半夜打电话给周姐。她耐心地陪伴我，经常是半小时以上。经常也会看到她半夜在朋友圈发布一些艾滋病常识或者微信给我们一些通知，早上五六点又会看到她的微信动态。我知道她有自己的家庭、工作，还有正读高中的孩子，她为了家庭和我们起早贪黑。因为我的工作原因，经常到全国各地出差，身体常规检查只有节假日或者周末才能赶回无锡，但周姐还是牺牲了自己的休息时间陪我检查。周姐的事迹还有很多很多……

为什么要先介绍周姐呢，因为通过周姐认识了无锡市疾病预防控制中心皮肤性病科主任医师贾天剑，今天我想向大家主要介绍这位医生。因为自己查出艾滋病阳性之后，便产生了自暴自弃的念头，虽然在医生面前表现得积极配合，但混乱的私生活让我染上了性病。其实症状早就表现出来了，一直不想去面对，觉得医生会因为艾滋病拒诊，或者就算不拒诊也会随便应付了事。在周姐的劝说和鼓励下，我来到无锡市疾控中心。因为我的各种担心，周姐提前和贾医生打好招呼，周姐让我到疾控中心直接找贾医生。

那天我去得特别早，到了疾控中心医生还没有上班，我在医院公示牌上找到了贾天剑主任医师的介绍，于是我坐在候诊室门口。大概离医生上班还有 15 分钟左右时间，一位年轻帅气的医生站在我面前问我：您是滨湖区疾控中心推荐过来的 XXX 吗？我跟着贾医生到诊室，进行一系列询问和检查，半小时后验血报告出来了，因为确定是某病，需要立即打针。贾医生说这个针需要皮试，而且不能空腹，问我有没有吃饭。在得知我没吃早饭的情况下，帮我拿了餐券并带我到餐厅吃了早饭，当时我特别感动，尤其是他对每一位病人都是非常和蔼和耐心。后来贾医生和我互加了微信，因为长期出差原因，他经常会在微信上回访关心我的病情。之后因为某病需要手术，因为工作关系，加上害怕，我一直拖着不想手术。在贾医生的鼓励和开导下才终于下定决心去做手术。为了减少我的担心，贾医生亲自给我做了手术，他没有因为艾滋病应付了事，反而还开导我要相信每一位医生，让我非常感动。后来因为出差，不在无锡，贾医生帮我拿取检查报告，及时告知我报告结果，而且经常在微信上回访和关心我的病情。

无论你在何方，无论你在何处，只要你身穿那件白色的工作服，你一直保持着微笑。不论辛苦，不论忙碌，你的微笑将是一剂最好的"良方"。生命因为有了你的微笑变得更加坚强，生命在你的微笑中不断创造奇迹，你用微笑诠释着生命的价值。

（某病友）

有爱就有希望

　　爱没有边界，无论多么遥远，爱未必是金钱，鼓励或者一句暖心的话可胜过金钱千百倍。这份无私的爱伴我走过了这么多年坎坷的人生路。

　　确切地说，我是一个艾滋病病人，当年由于某种疾病在血检时被筛查出感染了艾滋病病毒，我当时并不清楚状况。当医生给我明确解释"艾滋病病毒是艾滋病，也就是说你感染了艾滋病"时，我惊恐，绝望，昼夜难眠。当确诊报告拿到手的同时，我接到了无锡市滨湖区疾控中心周姐的电话。周姐那和蔼可亲的声音让我慢慢平静下来。我怀着惴惴不安的心情来到滨湖疾控中心819室报到。周姐、陈姐给我搬来了椅子，泡上了热茶，她们就像是在"安抚"一个刚刚摔过跤的孩子一样，让我感

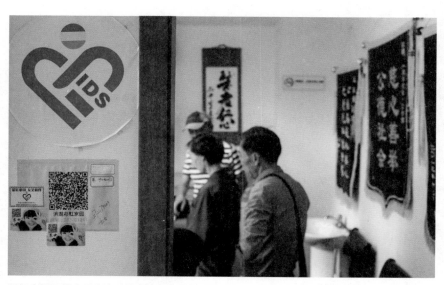

彩虹家园开展大手牵小感染者家属咨询活动

到从未有过的温暖。

随着时光的流逝,我的 CD4 渐渐下降,医学报告显示我应该进行抗病毒治疗了。从小怕吃药的我看到要吃很多药并且要终身服用,吓坏了。周姐不断开导我,使我认识到了治疗的好处并自愿加入了病毒的治疗行列,一颗惊恐、绝望的心似乎看到了一丝希望。

一开始服用抗病毒药物,副反应渐渐强烈,肢体的疼痛,严重的恶心呕吐折磨得我死去活来。我对生活感到了绝望,一度有轻生的想法。周姐知道后,冒着大雪来看我,她跟我聊了很多,推荐了一部《张海迪》的故事让我阅读。张海迪身残志坚,在残酷的命运面前,她没有沮丧、沉沦,以顽强的毅力自学了英、法、日、德四种语言,并攻读了大学硕士研究生课程。周姐推荐的书让我切身感受到生命存在的价值,放弃生命是对自己不负责任的表现,我对自己说:我一定要战胜命运,我一定可以好起来。事实上我也做到了。

我很感谢周姐,她是一位很普通的军嫂。多少次她为了我们病友,放弃了自己的节假日,她像母亲一般呵护着我们每个病友的健康;她用军嫂坚实的臂弯为我们撑起了一片蓝天。虽然我不知道我以后的路还有多长,但有疾控中心和周姐的搀扶让我相信,我们的每一步都会走得很安全。

这么多年,国家没有遗弃我们,无锡市疾控中心给予我们病友很多关怀,他们以无私的关爱给了我们生活的信心,使我们扬起了生活的风帆。

(某病友)

让爱充满每一个角落

　　我是一名艾滋病感染者,感染这个病毒已经有几年了。我不大会写什么东西,学校里学的那些早就还给了老师,在这里我就说说我见过的一位年轻病友的故事吧!

　　我们病友有几个 QQ 群,群里面有市五院的护士长任大姐,几位疾控中心的阳光医生,还有一群整日里嘻嘻哈哈的病友。就是我们这样的一群人组建了一个大家庭,其中任大姐管理的群叫小屋群,周姐姐管理的群叫彩虹群。建这些群的主要目的不是为了嬉笑打闹,是为了让病友们了解艾滋病这个病,也是为了让病友们相互帮助尽快走出感染病毒的阴影,更是为了让我们大家互相关心一起健康快乐地生活下去。

　　记得有一天任大姐在群里发布消息,说是市五院的一个病友发病了,而且一直没有好转的迹象。任大姐让我们谁有时间可以去看一下他。那个病友很可怜,因为他家庭的特殊原因,他没有了妈妈,爸爸找了一位继母,种种原因使得平时没有什么人能够来照看他。于是任大姐向我们求助,希望谁有时间去照看一下他。还有一个就是要和这个病友谈谈,目前市五院的医疗条件有限,建议他去上海治疗。看到消息时,刚好是我的下班时间,于是我没有和任何人打招呼,决定私下去看看这位病友。那天天气闷热,已经是下午三点多,我叫了车,怀着一种紧张、忐忑的心情来到了市五院。到了市五院找到了那位病友,他当时正在打电话。期间,我看了看他,一位斯文的小帅哥,戴了副眼镜,个子不高,不过疾病的痛苦已经把他折磨得很消瘦。虽然这样,他依旧看起来年轻俊朗,依旧有着阳光般的面孔。于是我坐下来等着他,在他打完电话后,我对他讲是任大姐叫我来看他的。当时他只是用微弱的声音回答了一下"噢"!看得出来他已经很疲惫了,真的不忍心再让他多讲任何一句话。我给他带了两桶蛋白粉,希望能给他补充一些体能,让他的病情快点好起来。可是这两桶蛋白粉又能有什么用呢？他病得确实很重，连吃东西的力气都没有了。后来我对他说：你病得太重，去上海治疗吧！上海的医疗条件好很多，对你的病情也有很大的帮助。他点点头说，准备这两天就去上海，希望能治好他的病。

"上海！上海！上海！"给人希望的上海，也是他活下去最后的希望。我不知道我当时这样的建议是否正确，我只是希望他能快点好起来。因为我知道另外一个病友也是像他一样，本地医生已经没有治疗的办法了，建议家属把病人带回家了。然而家里人没有放弃，辗转到上海求医，幸运地捡回了一条命。上海有全国最好的医院应该能给他最好的治疗，希望能够让面前的这个病友活下去。当时的我就是这样想的，想必这个病友也是这样想的。这个病友到了该吃药的时间了，我去给他准备水喂他吃药。当我的手碰到他背部的时候，我被吓到了：他身上消瘦的程度远大于我的想象，似乎已经没有了脂肪和肌肉，只有一层松软的皮包着骨头！那一刻我无比痛苦，强忍着泪水帮他喂完药。吃完药，他说累了，要休息。我说好，以后见。之后我飞一般地逃离了那间病房，跑到离市五院很近的火车站。天空中下起了毛毛细雨，在火车站广场的一处公交车站我坐了下来，我哭了，忍不住哭了。多么年轻的生命啊！就这样被病毒侵蚀着。多么好的年华呀！是否很快就消逝而去？

后来，我又问任大姐，他去上海了吗？大姐说没有，我又问大姐为什么？大姐没有回答我。再后来 QQ 群里经常讨论他的事情，说是因为家庭原因，继母反对，没能去上海治疗。最后只是同意给他用一些药来减轻痛苦。他爸爸来过了，没有去上海，姐姐也来过了，也没有去上海；听说他自己还问过任大姐什么时候去上海。后来的后来，病入膏肓时他经常叫着妈妈，相信只有天国里的妈妈能救他。某一天，知道他已经离开了我们，我独自伤心了好长时间。我帮不了他什么，只是给了他去上海的希望！其实生命是那么坚强，又是那么脆弱。有时候希望就像阳光和雨露，阳光是温暖的，雨露可以滋润万物！愿世上所有的心灵都不再孤单，让爱充满世间每一个角落！

（某病友）

让我说给你听

在 S 市的疾控中心确诊之后的一周左右，我便接到了该市某区疾控中心通知去检测 CD4 细胞的消息。CD4 细胞计数的结果很重要，它在某种程度上反映了感染艾滋病以后进展到哪一个阶段了，并决定了是否该立刻接受抗病毒治疗。于是，我再次来到了 S 市。

对于当时还是刚刚确诊的我来说，好多事情还是懵懵懂懂。那天到达 S 市某区疾控中心的时间很早，我很快找到了检测的地点，发现前面已经排了很长的队伍，有男有女，而多数都是年龄与我相仿。我突然意识到，他们应该都是感染者，这也是我三十年来第一次真实见到艾滋病感染者。当然，刚刚确诊的我并未把自己算在里面。在我看来，他们似乎都很淡定，现在回想起来应该是已经服药有一段时间了，心态已经平稳了。

刚确诊的感染者检测 CD4 细胞计数后，如果需要服药，就要提供暂住证。我显然没有 S 市的暂住证，所以只能转回我实际生活和工作的 W 市，我之前已经考虑过这种情况了。因此，这天在检测完 CD4 细胞之后，我便和 S 市该区疾控中心的医生说是否可以把自己的治疗关系转到现在的 W 市，然后回 W 市服药。医生给了我肯定的答复，只要 W 市的疾控中心愿意接收就行，不过这也需要一个过程，可能要等一段时间。哪个城市的疾控中心愿意多管理一个这样的病人呢，转出去他们当然愿意。

不过，该市的区疾控中心医生按照当时的程序还是让我去了该区的体检中心，免费做了胸片。现在想想，S 市的待遇还是很不错的，上药前的体检都是免费的。胸片的结果当时就出来了,医生说很好,这证明我的肺部目前还没有感染。肺部感染,是艾滋病患者最常见也是死亡率很高的并发症之一。此时的我应该庆幸。这也是我最后一次和S市的疾控中心产生交集。虽然距离不远,但在两座城市间来回折腾还是让我感到疲惫,我累了。

告急

在等待CD4细胞计数结果的几日里,我回到W市迫切需要处理几件事情,而最为棘手的便是找到当地的一个区疾控中心接收我。按照常理,这个疾病也是属地管理原则。于是,我又在网上搜索,找到了当地算是比较权威的感染者QQ群。之所以说比较权威,是因为这是由当地"红丝带"的医生为患者建立的。日后的很长一段时间里,这个群成了我的精神依托。

通过群里人的热心帮助,我先是找到了所居住区的疾控中心。或许是受我当时心情的影响,我对该区负责此工作的医生没有什么好感。我说了自己目前的情况,医生的态度显得很冰冷,她的最初建议是让我回老家上药,理由是她接触了太多外地的患者,过段时间后就找不到人了,使得她的工作很难做。不过她还是没有把话说死,告诉我如果在她这里上药,就需要提供暂住证和工作合同。我愣了,暂住证可以,但工作合同意味着将要暴露自己的工作单位,即使疾控中心有保密原则,但这个要求依然让我感到忧虑。身份证的基本信息疾控中心都已经有了资料,为什么还要工作合同? 而之前根据我了解的情况,没听说过上药需提供工作合同这一要求。于是我再次确认这点,得到的答复是必须提供。这让我觉得是在故意为难我,实际上我在老家已经没有了户口,毕业来到W市工作时就已经将户口迁到了该市,只不过是集体户口。这是我和该区疾控中心医生的第一次见面,也是目前为止的最后一次见面。后来的经历证明,她当初对于我的拒绝反而让我因祸得福。在尽量短的时间内找到愿意接收我的疾控中心,是我当时面临的最窘迫的处境。而尽快找到一处新的住所,搬出和同事的合租房是我亟须解决的又一大问题。

抉择

从前面所讲的区疾控中心出来，前所未有的无助感充斥着全身。在这座城市工作了近四年，也有很多同事和朋友，如今却不知道该向谁求助。既然发生了的事实无法改变，那就要自己去试着扭转一些可以变的因素。通过在 QQ 群里求助，我得知另一个区的疾控中心医生是一个对患者特别热心的人，于是我决定尝试转到该区。通过其他病友的帮助，我联系到了该区疾控中心医生，在 QQ 上简单地和这名 Z 医生说了我的基本情况。当然之前去另一个区疾控中心碰壁的事情并未提及，重要的是我向 Z 医生咨询了我有在这个区的租房合同是否就可以将关系转到该区上药，得到的答复很爽快——"没问题"。虽然素未谋面，但这增加了我对 Z 医生的好感，也更坚定了我要将关系转到该区的决心。接下来，我急需的就是一份该区的暂住证或是租房合同。暂住证虽说并不难办，但也需要一定的时日，时间恐怕来不及，剩下的唯一出路就是租房合同。

几乎是在前一个区疾控中心碰壁的同一天下午，我踏上了租房之路。目标锁定了距离工作单位不远的一片小区。在网上找到一个"二房东"的中介，匆匆忙忙看了几处房源，没有更多时间允许我思考，当场签下了一个租房合同，300 元一个月。这是一处被隔断成四五间房子的群租毛坯房，我租下的那个房间几个平方米，屋内摆了一张床后几乎是没有什么空间了。没有窗户，没有空调，昏暗的黄色灯光让本已经临近崩溃的我心情更加沉重。显然，对于一个大学毕业工作了四年的我，住在这样一个环境下是无法接受的。但时间紧迫，我不能再犹豫了，况且我需要的只是一个合同。按照现有的规则，租房一般都是付三押一，"二房东"似乎看出了一些情况，便和我说看样子我住不长，可以先交一个月的租金和 200 元的押金，如果一个月后不住了，押金也就不退了。我一算，三个月的租金是 900 元，这个房间我显然是不会住这么久的，按照"二房东"的提议一个月是 500 元，这样可以省掉 400 元，于是，协议就此达成。

"大姐"

一份租房合同搞定之后，我的身体已经疲惫不堪。与此同时，我需要一个可以面对面倾诉的对象。大姐，是我目前所在城市的一名防

"艾"医务工作者,因为对这个群体真心实意地付出了很多,所以病友都亲切地称她为大姐。

初次见到大姐是在一个阴天的下午,在她所在的办公室。大姐给我的初次印象并非像其他病友说的那样慈祥和亲切,反而有些冷,表情很严肃,说话的方式也并非印象中的江南女子形象,反而倒像是心直口快的北方女人。直到现在,每次见到大姐依然让我觉得很冷,但内心绝对是能够给人温暖的。

那天下午具体说了什么我记不得了,只知道我当时是在求救,眼泪哗哗地流。后来我和她的某个话题有了交集,大姐便也哭了。她说,就是因为晚了那么一步,一位病友去年离开了。我看得出大姐的伤心,那段经历或许她一辈子都忘不掉,直到前两天一起吃饭,提到那位已经离去的病友她还是感到很惋惜。

而就在我和大姐初次交谈的那个下午,我收到了 S 市某区疾控中心的电话,告知我的 CD4 检测结果为 177,达到上药标准了。我在电话里说了转回 W 市的意愿,那边说会尽快。我和大姐说了打算转到某区的想法,大姐立刻联系了该区疾控中心的 Z 医生,那边再次口头同意了。

177

CD4 细胞计数检测数值为 177,这个结果对于当时的我来说并不知道意味着什么,现在想想实在是可怕。对于 CD4 细胞计数在 200 以下的艾滋病感染者来说,是一个极其危险的信号,此时人体的免疫系统已经受到了严重的威胁,各种机会性感染会很容易发生,包括死亡率极高的卡氏肺孢子虫肺炎,因此必须马上上药。

幸运的是,在接下来的上药前检查中,我的各项指标都还算正常,这意味着暂时没有引起什么并发症。需要特别强调的一点是,除了 CD4 细胞计数,CD4 与 CD8 的比值要更为重要一些。正常人的这一比值在 1.5¯2 之间,而我当时的比值只有 0.09,这是一个可怕得不能再可怕的数值了。

而后,通过病友 L 的帮助,我在传染病医院第一次见到了日后要一直打交道的 C 医生。这座城市城区内的大部分艾滋病感染者都是来她这里就诊的。

一个周五的下午,我拿着上药前所需的所有检查报告走到了 C 医生的门诊。候诊的病友数量让我吃惊,恐惧感再次向我袭来。根据我的体检报告,我的抗病毒药物组合定了下来,是药物副作用最大的组合。对于我国免费抗病毒药物组合的选择,患者只能遵医嘱。此时已经将近八月中旬,按照流程,我的药物至少要两到三个月的时间才能申请下来。这对于一个 CD4 不到 200 的感染者来说,又是一个漫长而可怕的等待。幸运的是,在大姐和 Z 医生的帮助下,我的上药时间提前了。

Z 医生

初次见到区疾控中心的 Z 医生是在一个上午,她明显有着江南女子特有的气质,很亲切很随和,和之前在另一个区打过交道的医生相比简直完美。Z 医生登记了我上药前的各项检测报告,说 S 市疾控中心那边的关系还没转过来,不过让我不要担心。考虑到我的 CD4 过低,Z 医生先是给了我半个月的组合药物,让我先吃着。就这样,我几乎是比正常程序提前了至少两个月拿到了药物。这是除了大姐之外我要万分感谢的第二个人。而后,我又在大姐的帮助下提前拿到了一个月的药物,这样我的药物便可以坚持一个半月了。

药物

拿到药物之后,大多数患者通常都会犹豫数日,不会立即上药,我也一样。因为抗病毒药物一旦开始服用,便伴随终生,直到死亡,如果间断可能就会产生耐药。

上药前的几日对于我来说同样是煎熬,不吃,就要等死,吃,就停不下来,而且会伴随着一系列的药物反应,每种药物都是有副作用的。我的药物组合面临的副作用主要是皮疹、肝损、白细胞降低、贫血以及长期服用后皮肤变黑。这其中皮疹和肝损是最为直接的,和我差不多同一时间上药的病友后来有一人因为皮疹和重度肝损住院近一个月,还有一人因为轻度肝损每天要去医院挂水。这两个病友都没有抵过药物的副作用,以至于后来不得不更换药物。

目前,我国针对艾滋病抗病毒治疗的一线免费药物主要包括拉米夫定、齐多夫定、奈韦拉平、依非韦伦和替诺福韦,再加上现在几乎被淘汰已经很少使用的司他夫定,一共是六种。而每三种药物构成一个组合,于是便形成了为"齐拉奈""齐拉依""替拉奈""替拉依"四个组合。其中"齐拉奈"是最基础的,"替拉依"是目前最为普遍的。这几个组合中,每种药都有不同的副作用,齐多夫定会导致皮肤变黑和贫血,奈韦拉平会造成肝损,依非韦伦会造成抑郁,而替诺福韦的副作用是长期累积形成且不可逆的,那就是造成钙流失和肾损。

一般药物组合的适应期大约在三个月到半年的时间,而病友完全不适合哪种药物通常会在半个月到一个月的时间里体现出来。由于并不是所有接受治疗的患者都能一次上药成功,当对其中一种药物产生严重副反应时就需要更换组合,这四个组合换完了,还有一个二线免费药物克力芝,如果再耐药,那就只能自费购买三线药物或者等待死亡。从对药物最初的适应性角度来说,我或许算是幸运的。

还要说明的一点是,有的药物组合是一天一次(间隔 24 小时),有的是一天两次(间隔 12 小时),时间根据自己的作息时间来定,但定下来最好就不要更改了,而且必须准时服药。我的药物组合是一天两次,十点是我定下来的初步时间。

8 月 22 日的这个晚上,令我十分焦灼不安,因为距离拿到药物差不多已经过去一个星期了,一直没有下定决心开始服药。QQ 群里的几位病友几乎是用命令的语气让我当晚必须上药。九点,九点半,九点三刻,十点,这一天晚上我终于在单位第一次吞下了三颗药丸,从此开始了人生的另一种折磨。

呕吐

早上醒来已快十点,服过药后在床上支起小桌板,打开电脑又看到很多留言。选择一些进行回复后已经将近中午。既然得到了这么多人的关心和期待,那我得坚持把故事写下去。

实际上对于上药初期,医生是建议休息的,因为会有你想象不到的突发状况出现。清楚地记得当时去疾控中心领药时,Z 医生对我说,看着我目前的身体状况,恐怕熬不过去。这里的熬不过去便是指上药初期带来的各种痛苦。

然而,我的夜班工作还在继续。幸运的是,我呕吐发生的次数并不是很多。但是，药物所导致的胃部不适所引发的恶心却一直伴随，这种堵在咽喉，想吐又吐不出来的感觉更是折磨。有很多次，因为实在堵得难受，我都是用手指甚至是对着路边恶臭的垃圾桶才能顺利地完成一次呕吐。

呕吐只是一个开始，发生皮疹和肝损才是麻烦的事情，而这种情况大概会在半个月到一个月甚至三个月内出现，药物的适应期一般是三个月。如果一旦出现，就需住院进行没有期限的治疗，那意味着我的工作可能不保。也许是上天可怜我一个人在外的艰难，这两种情况我在上药初期都没有出现，从这一点来说，我是幸运的。

病友

孤独和歧视，是几乎所有艾滋病确诊患者都面临的困境。当时的我也一样，似乎突然间感觉到周围熟悉的一切都不属于我，我只是一个异类。这时候，唯有病友之间的交谈或许才能得到一丝安慰。

如果没有记错，第一次见到 M 的时候我还没有开始服药。刚确诊的时候，他在 QQ 群里给了我很多安慰，以他的不幸遭遇激励我勇敢面对。这是一个只有 27 岁的男孩，因为发现时就已经发病，加上先天性的一些遗传因素，在上海公卫中心住了一年的院，花了家中几十万块钱，我那时见到的他刚刚出院不久。

之所以去见了 M，也是因为看过他 QQ 空间中住院前后的对比照片才做的决定。那是一张对比鲜明的照片，如果不告诉你，你根本无法相信是同一个人的脸。因为打了太多的激素，与之前的相比，M 的脸已经胖得严重变形。

M 是在他家附近的公交站台迎接的我，走路有点蹒跚，很慢很慢。他说自己已经是中枢神经病变了，走路不稳。穿过弯曲的巷子，他在路边的小店要了一杯金橘柠檬茶，问我喝什么，我说什么都不喝，而后便到了他家。能够感受到，他的家境并不富裕，但也不至于寒酸，如果没有生病，我想他的生活应该还算不错。回到家中，他在躺椅上躺了下来，喝着刚刚买的饮料，又向我讲了他的病情。

那一天，我们的交流并不是很多，我的确不知道该说些什么。一个刚刚确诊还没有回过神来的我和一个已经面对过多次病危通知经历过生死的他,两种心境完全不同的人又该交流些什么呢？时近中午,M的妈妈让我留下来吃饭,我婉拒了。后来,M又多次去上海,我们在QQ上也有过几次简短的交流。直到昨天,收到他被连夜转到北京的消息。他一个人躺在ICU里,被宣判还有一周的时间。我躺在床上,睡不着,哭了好久好久,眼泪止不住地流。他的QQ头像还亮着,希望他渡过这一难关吧。

恐惧

确诊之后,让我第一次切身感到恐惧的是去第五人民医院探望一个发病的病友。那是一个炎热的中午,大姐在QQ群里发布了一条紧急的求救信息,一位发病的病友前晚被送到传染病医院,现在一个人躺在床上,身体已经开始溃烂,身边没有亲人,没有朋友,需要简单的换洗衣物、矿泉水和一些干粮。这时的我差不多是刚刚从要发病的边缘被拯救过来,加上自认为自己一直是个善良的人,所以便提出吃的东西我来提供。而实际上,艾滋病感染者由于多种原因,大多不愿意将病情告诉家人,这是一个无法承受的打击,所以病友之间的互助也成了我们这个人群支撑下去的动力。

来不及过多的准备,在附近超市买了几瓶恒大冰泉的矿泉水,貌似算是高档的矿泉水了,自己从没喝过,又买了一些蛋糕和几个梨,大概花了几十块钱。实际上,我也只是个普普通通的外地打工者,对于一个素未相识的人,伸出这么一点援助已经算是尽到一点心意了。东西准备好后,便匆匆赶往医院。

这是一个我至今无法忘记的画面,也是我第一次面对发病的病友。瘦弱的身体蜷缩在病床上,身上的衣物已经被大姐换掉,露出已经严重溃烂的皮肤,我隐约地看到他的嘴角也已经发黑溃烂,和N年前我国宣传的艾滋病病人的照片几乎没有什么区别。他挂着点滴,貌似已经无法清晰地说话,吃不了东西,似乎只可以喝一点水。当天前来看望和帮助的病友很多,有的买了新毛巾,有的拿来了干净的衣物。我并未在这间病房停留太多时间,因为当时的我实际上也处于危险的边缘,机会性感染随时都可能发生。

走出医院,我久久不能平静,想象自己最终可能会和病床上的他一样,父母该如何承受,我第一次感受到了面对死亡的恐惧。事后了解到,这个病友只有 20 出头，是个孤儿，好在医院当天联系到了远在西部省份的亲戚。然而得到的却是亲戚反复质疑的声音，后来从大姐口中得知，第二天亲属就将他从医院接走了，不知道是否回老家接受了治疗，现在是否还在也不得而知。

捐助

"捐助"，提到这两个字，似乎总是让人很反感，我也一样。

为了方便交流病情，确诊艾滋病之后我不得不加入各种 QQ 群，人间冷暖时常上演。捐助，是很多病友在发病后走投无路时的最后一点希望。这其中有比较权威的社会公益组织发起的，也有病友间自助发起的，当然这其中也会有骗局（不过我认为，如果在这个圈里以别人的同情来设下骗局毕竟还是少数，如果那样实在是太过于缺德）。

或许大多数人会疑惑，发病了不是有父母有家人吗？为什么要去求助他人。这说起来又是个悲情的话题。大多数检查出艾滋病的病友，都会选择向家人隐瞒病情，不到万不得已不会告知家人。因为这并非像得了癌症说出来可以博得同情的普通疾病，对于每个家庭来说这个病都是一个致命的打击，用家破人亡来形容并不夸张。

渐渐，我深深地体会到，很多病友都是在没有家人陪伴的无助和绝望中离开这个世界的，甚至是火化后的骨灰家人都不愿前去认领。记得我曾经说过我真的是一个没做过什么坏事且特别能够同情别人的人，加之我所从事的职业，也见证过太多太多不幸的家庭。因此，我的捐助就这样不知不觉开始了。

我的第一次捐助对象是在我刚确诊时给我很大精神帮助的安徽农村小伙子，年纪和我相仿，也是从上海公卫中心的多次病危告知中抢救回来的，当时还在家里休息。虽然父母几乎花光了家里的钱把他从死神那里抢救了回来，但回到家后父母却不敢同他一起生活，不敢靠近他，我无法想象对于他来说是一种什么样的心情。有一天他突然在 QQ 上说可能暂时不能聊天了，因为电话欠费了，自己根本没钱交话费。当然，他并没有向我求助的意思，然而出于自己本能的同情，我通过支付宝为他充了 200 元的话费。我时常和他说，既然父母接受不了，那就只能靠自己，如果身体可以就出来尝试着找找工作。后来他终于走出了家门，碰了几次壁。最新的消息是在合肥一家火锅店找到了工作,再后来我们的交流也少了。

我的第二个捐助对象据说是我现在所居住城市的志愿者,当然也是病友。而实际在这个圈子里既是病友又是志愿者是需要很强大的内心的。这是一次病友自助发起的全国性捐助,这位病友因为长期服用齐多导致了急性白血病(前面我提到过齐多的副作用是影响造血功能),究竟是不是齐多引起的,因为我不是医生也不好评论,但不可否认的是药物组合中含有齐多而导致白血病的病友据说已经不只这一例。上海公卫中心传来的消息是要更换骨髓,先排除高昂的手术费用不说,即便是普通白血病患者想到找到一个合适的骨髓都是异常艰辛,但有了费用依然能够给予病人希望。而我所在城市帮助筹款的负责人是在传染病医院相识的,后来又一起吃过饭、唱过歌,所以事实不用怀疑。对于骨髓移植的治疗费用来说,普通人的点滴捐助真的是杯水车薪。我最后通过微信红包捐出了 100 元,根据后来公布的透明数据,这场在全国病友间发起的捐款最后在我所在的城市筹集到了近 2 万元。后来,据说这个病友放弃治疗从上海公卫中心出院了,再后来,据说他又到北京去接受治疗了,现在情况如何,我便没有再过问。

我的第三个捐助对象是老家病友 QQ 群中一位从未聊过的病友,年纪同样和我相仿。他的一个朋友也是这个 QQ 群的群主,在群里提到了他的近况,但实际上并没有明确发出捐款救助的要求。这位病友据说因糖尿病刚刚从医院回到家中不久,母亲却因为脑梗紧急住院。用自己多年打工攒下来的积蓄为妈妈治病,最终还是人财两空。我的同情心又蹦出来了,真的希望能尽自己的一点力量,于是通过微信红包向他的这位朋友转了 200 元钱,事后也得到了他的感谢。

我的第四个捐助对象或许是最令我揪心的。他就是为我第三个捐助对象发声的朋友 L,在我确诊的最初阶段也曾经给予我精神上的帮助。这还是一个和我年纪相仿的男孩,12 年前父母遭遇车祸双双身亡,靠奶奶养大。7 年前发病后,从死神那里被抢救过来,如今也是一名老病友了,现在和 80 岁的奶奶相依为命。对他的捐助,我提供了两次。第一次是前段时间他奶奶突发心脏病紧急住院,好在花了四五万后从 ICU 中抢救了过来,虽然奶奶还有其他子女,但对于他是无视的。奶奶的这次住院他又几乎花光了自己的积蓄。出于同情,我通过微信红包给他转了 200 元,至少能给刚出院的奶奶买点补品吧。

而对于他的第二次捐款就在昨晚，这是个令我纠结万分的夜晚。他在 QQ 空间中说自己突然发烧 39℃，淋巴结肿大，手和脚开始浮肿。我看到后便留言给予简短的安慰，随后接到了他说不出口的求助电话。他和我说看到我的留言才给我打的电话，说白天去了医院，医生让他住院观察看是否是肿瘤，他一再强调让我不要多心，并没其他意思，但反复在说向一些朋友借了钱依然没有凑够 5000 元的住院押金，还差几百元。最初的电话中，我并没有提出帮助，但我能感觉到他是在向我求助。

我并未在 QQ 群中看到他对于自己的求助，于是我尝试着在群中把他的情况说了，希望他能够得到一点帮助。他看到了 QQ 群我发出的消息，于是又给我打了第二个电话，说他不想求助，他看透了这个圈子，很多人只会嘴上说说，而有的人确实自身也勉强维持生活。这次的通话我没有说什么，也没有提供帮助，但早已动了恻隐之心。之后因为我在上班没有及时看到他在 QQ 中向我发来的两个流泪表情，后来才在 QQ 空间中看到他的最新动态，说自己住院还差点钱，不知道该咋办，渴望钱能从天上掉下来。

这几乎是一个无助和绝望的人内心发出的对生的渴求，我好犹豫好犹豫，接下来的工作也有些心不在焉，该不该帮？该怎么帮？帮多少？一连串的问号在我大脑中不停地发问。清晨，我下班了，一个人走在回家的路上，想到晚上两次说不出口的求助电话和悲情的 QQ 动态，我流泪了。而实际上，对于一个艾滋病感染者，最怕的就是各种并发症，哪怕小小的感冒不及时治疗都可能丢了性命，所以他的情况必须住院，但却因为交不起住院押金而感到绝望。帮！这是我在回家路上做下来的决定。帮助多少呢？他说过离 5000 的住院押金只差几百了，我想 500 总归是够了吧，但又想想，万一不够呢，即使刚刚凑够住院期间总要吃喝吧，既然决心帮，那就一次帮到底吧。

回到家后，洗漱完倒在床上，我其实又犹豫了。对我来说，L 依然是一个陌生的病友，我们素未谋面。我不是救世主，也不是煤老板，更不是土豪，我仅仅是一个孤独一人在外地打拼却刚刚确诊不久的感染者，靠的也仅仅是每月微薄的固定收入。但内心而生的同情心又让我意识到，如果拿出不影响自己生活的一点钱能够点燃一个处在无助和绝望的边缘却渴望活下来的人，值了！

1000 元，这是昨晚睡觉前经过内心痛苦挣扎后我通过微信转账的方式给予 L 的帮助。我留言告诉他等天亮就去住院吧，如果钱有结余给自己买点简单的营养品。转账后的瞬间,我得到了他迫切的感谢,由于信号很差,他半夜打给我的两次电话都被迫中断,我只在微信中强调第二天赶快住院吧。

然而直到此刻,我其实还在怀疑自己的这个决定是对还是错。1000元,这并不是一个小的数字,更何况素昧平生,虽然在物价飞涨的今天这根本买不到什么。不过,我依然这样安慰自己,如果这1000元真的能让一个陌生人渡过难关甚至是重新拾回活着的希望,那么这个决定应该没错。只是现在不知他今天住院了没有,情况是否好转。

好了,今天插进来的话题原本不在我的故事时间线之内,但却不知不觉写了这么多。我还想再次强调,我真的也没什么钱,也并非想在这里展示自己的善心,只是出于与生俱来的同情心,对于这几个人的帮助也算是对自己心灵的救赎吧!

妈妈

早在我刚刚毕业来到 W 市工作,就是妈妈送我来的。那时的我刚刚走出大学校园,身体是健康的,对未来是充满信心的,是家里的希望。时隔四年,我却变成了另一种人。

在 W 市工作的四年,我想妈妈是很想来看看我的,但因为一直住在单位简陋的单身宿舍,所以住宿不太方便,就没让她来看我,这一晃就是四年。得知我出去租房的信息,妈妈便迫不及待地想来看看,我知道她是想看看我过得好不好。

对于这一时期的我,让不让妈妈来是矛盾的。其实我很渴望妈妈过来陪陪我,但又怕妈妈发现自己的异常,更害怕突发个状况住进医院,那样病情就暴露了。犹豫再三,我还是给妈妈订了机票,这也是妈妈第一次坐飞机。

妈妈陪伴的这段日子,我在饮食上得到了很大的补充,一天三顿饭都是妈妈精心去做,然而一同吃饭我依然异常小心,就怕有个万一发生。妈妈陪伴的这段日子,又是短暂的,因为家中还有老人需要照顾,此次妈妈只停留了十几天。而之所以让妈妈过来,也是想让妈妈看到我过得还很不错。

妈妈陪伴的这段日子,是令人温暖的,妈妈的眼睛不好,走的那天我一直把妈妈送到了高铁车站，然后一个人在回来的路上便止不住泪水，回到住的地方久久不能平静，瞬间感觉又剩下了一个人的孤单，好无助，好无助。

对了，妈妈走之前，给我包了很多饺子，一袋袋分装好冻在了冰箱里，说可以吃到过年回家了。其实，此次妈妈过来，我还有个心愿未了。几年前妈妈的眼底出现了病变，黄斑出血，可是当去治疗的时候已经有些迟了。之前去北京同仁医院看过，专家已经说无法治愈了。后来我又了解了下，国内看眼科最好的是广州的中山大学眼科中心，上海的眼耳鼻喉医院也是不错的，我想再带着妈妈去看看，或许还有一线希望呢，也算是我在这个世界上最后心愿吧。然而，由于时间太过仓促，两家医院的专家号已经排到了两个月后，所以只能遗憾作罢。

（宇）

一封没有收件人地址的信

一个等待爱情的人

你:

2017 年 6 月 2 日,认识你的第 365 天。11 个数字、16 张照片、1.4G 的微信聊天记录,夹杂着长久的思念,在今天一起清零。对不起,我终于还是没能见到你。

你,无数个声音和影像的你,碎片化信息和自我幻想叠加出来的你,我一直舍不得放下的你,最终还是远去了。

去年的今天,我们在某个软件上相识,你我相互诉说了很多故事,甚至通过电话彻夜畅谈,不眠不休。奈何你家中阻挠,9 月突然失联,自此杳无音讯。我打了可以找到的所有电话,去了之前聊天中提及的所有地方,询问、查找,均无法得到你的任何讯息。就这样,你人间蒸发了。

我沮丧、苦恼、无法理解,想过一切最坏的结果,可是终究还是没能有你的丝毫信息。与此同时,一场排山倒海的病症向我袭来,我病倒了。终日精神恍惚,高烧不止。那些天的事情恍如隔世,现在回忆起来总感觉像是发生在他人身上。而我,好像看着自己从抽血、检测、拿到确诊病历,看着自己坐在台阶上痛哭,呆滞地开车回家,看着自己整夜不合眼,盯着天花板一宿未眠。那时候,你知道我有多想你!

后来的我开始持续高烧,逐渐昏迷。

再次清醒已经是在上海市疾控中心的病床了,耳边还回荡着前几晚护士如天籁般的声音:26 床,你在医院了,放心……那时候,真的错以为那是你。

接下来的日子是这样度过的,高烧、退烧、再高烧、再退烧……41℃

以上的高烧是家常便饭，以致后来 38 ℃、39 ℃ 的体温对我来说是没有感觉的。这种情况一天中甚至发生两三次，我无奈地称其为"坐过山车"。不敢用力，不敢着凉，不敢吹风，不敢晚睡，处处小心，就怕什么时候又开始无名的恶寒发热。每次感觉有点迹象了，就提前准备好热盐水瓶、被子、棉袄、羽绒服，以及可以保暖的一切物品。大寒后的大热，又爬下床去护士前台冰柜里取冰袋，准备好水盆、毛巾、降温贴等一切可以降温的东西。衣服干了又湿，湿了又干，倔强的我不愿意打扰任何人，甚至都不好意思让护工阿姨来做，除非我烧迷糊的时候。在我不知是第几次的高烧昏迷时，家姐不知什么时候出现了，帮我用湿毛巾擦额头，轻声对我耳语，那时我终于忍不住崩溃了，泪水夺眶而出……

三个月后，在一个阳光明媚的上午，我站在住院部大楼的门口，感受冬日阳光的温暖轻抚过脸颊的轻柔，多希望不远处微笑走过来的是你，来接我出院了。

你知道吗？ 回来的时候我第一个想见的人就是周姐，她是病前病中的时候给我关心最多的人。记得第一次见她是在确诊后，表面放松的我，内心却有无比的防备，想不通热情美丽如此的她为何无私至此，不求回报地帮助他人。见多了钩心斗角、尔虞我诈，一直认为世人无利而不往。而她，一个女人，居然将我根植长久的理念给打破了。住院的那段时间，我对自己说：嘿，小子！ 如果有天有能力的时候，你要像她们帮助你一样去帮助别人！

嗯，我现在可以对自己说，我正在努力加入这个集体，加入这个家园，我希望自己成为一个小太阳，去帮助更多需要帮助的人。而加入了这个家园后，我才发现，原来有那么多像周姐一样可爱美丽的人，在无私地帮助着一批又一批曾经如我一般的弱者。

一直想跟你分享一个好消息，上个月，我的病载查不出了。用周姐的话说就是，我可以生孩子了。我想你如果知道了一定会为我高兴的！其实到现在为止，我都还是没有太大的勇气正视和面对自己的现状。总觉得在常人眼里，别人可能是如同我以前看待艾滋病病人一样的眼光来看我——"这人一定是生活不够检点"，伴随着鄙夷的表情。一向自认高傲的我，不曾学过低头。一直把自己放在圈子的边缘，很少接触圈内人，也坚持不触犯所谓的道德底线和自我原则，并且坚持戴套。可是可笑的是，上帝跟我开了个玩笑，我还是中奖了，并且是扎扎实实地中了个头彩。

　　既来之则安之吧，他们说，上帝是公平的，给你一份苦难，必将会有一份惊喜，只要你心存向往。昨晚，我做了一个梦，梦见治愈的药出来了，梦见你出现在了我眼前，梦见我一直在笑……

　　现在是 2017 年 6 月 2 日晚上 11 点 55 分，谢谢你给了我这 365 天的期待，我想我该放下了，这放下的不是你，而是一份执念，一份我自以为的爱情。虽然从未出现在眼前……再见！

　　祝你我健康，世间一切安好！

（某病友）

艾滋病
防治医生 的内心感悟

红丝带的光明使者

去年的夏天,我们无锡市第五人民医院红丝带关爱中心来了一位特殊客人——艾滋病患者小伟的父亲。他走进我的心理咨询室,一屁股坐在我的对面掩面而泣。听着这个 50 多数强壮大男人揪心的哭声,看着他那满脸的泪水,我知道小伟的病情一定是严重了。

小伟是一个非常优秀的研究生,他 30 岁以前的生活过得风调雨顺,学业上事业上成绩斐然。那天,当他确诊艾滋病后,不仅新婚的妻子与他分手了,而且工作也丢了,以前的辉煌瞬间烟消云散,视力也急转直下。他去北京、上海多次,治疗失败后回家准备与黑暗终生为伴。他父亲想到自己有病的儿子要在黑暗的世界里度过漫长的人生,也崩溃了。绝望中,他来到红丝带关爱中心,抽泣地断断续续告诉我:"他眼睛瞎了,你能不能找一个良心好的保姆,照顾小伟今后的生活。"看样子这个彻底绝望的父亲已为小伟做了最坏的打算。面对这个绝望的父亲,我差一点就掉下了眼泪。我强忍住泪水,用平静的语气劝他:"到无锡市第二人民医院(简称无锡二院)眼科看看吧,那里眼科的医生个个都是德医双馨的好医生,也许他们能治好小伟的眼睛。"小伟爸爸的眼中突然有了光:"真的吗? 我马上就去。"他没有怀疑我的话,连声再见都没有说,一阵风一样走出门就消失了。

小伟爸爸满怀希望地走了,然而我的心却悬在了半空。北京、上海的专家都治不好的眼病,无锡二院能治吗? 小伟是巨细胞病毒性视网膜炎,右眼已经失明,左眼视力也只有 0.01,近几天连光感都没有了,况且他又是艾滋病患者,无锡二院会接受他吗? 如果又是一次失望,他们又要再次跌入痛苦的深渊。然而我就成了这个痛苦的制造者,想到这里我飞奔到了无锡二院眼科。幸运的是无锡二院眼科接诊的医生镇定自若地用肯定的语气告诉我们:"明天来住院,我会尽力为你做好这台手

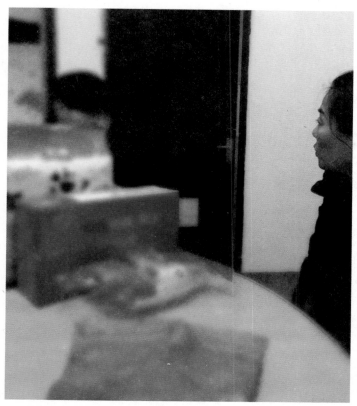

无锡市五院红丝带关爱中心护士看望失明的感染者

术。"小伟手术很顺利,术后不仅有了光感,视力还提高到了 0.08,他可以在微信和 QQ 上与我聊天了。小伟在无锡二院成功治疗眼疾的事情成了佳话,在艾滋病患者中传扬开来,从此所有患者的眼病再也不用到大城市医院去奔波了。能够对艾滋病患者没有歧视,愿意冒着感染风险为他们手术的医生都是病友眼里的阳光医生,是给予他们光明的医生。

是的,所有的艾滋病患者都不会忘记,当他们在医院内遭遇到歧视被拒诊时,当他们面临失明的绝望时,是阳光医生驱散了他们心头的阴霾,用拨云见日的医术使他们重见光明。正是有了这些阳光医生,艾滋病患者才得以获得平等的医疗服务,为他们本就不幸的人生增添一点暖色。然而阳光医生毕竟是少数,在大部分医生眼里艾滋病患者仍是他们谈之色变的特殊病人。希望未来有越来越多医术精湛的医生愿意成为阳光医生,愿意为这些特殊的病人解除病痛。

（某护士）

不能怀疑的信念

　　W 是位 HIV 感染者,虽然不是我的病人,甚至从未谋面,但是我却不能忘记。半年前的一天,某公司人事经理带着介绍信来找我,要求核实 W 的病假条,对方提供的医疗证明诊断是"带状疱疹",建议写的是"休息一周"。下诊断的李医生当天正好不在,于是由我解释"带状疱疹""休息一周"的必要性。经理听完后表示理解,但是告诉我这张病假条已经是第二张了,前面一张也是建议休息一周,诊断依然是带状疱疹,不过诊断来自陈医生。按照带状疱疹的病期,如果在服药的情况下,一

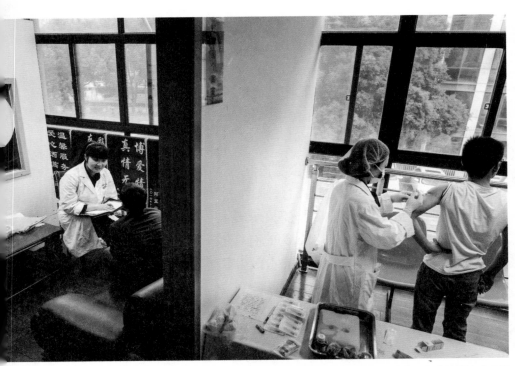

滨湖区疾控医生为感染者做心理辅导和免费接种流感疫苗

般一周的休息足够了,何况患者还是二十出头的小伙子,我也心存疑惑。一边推说和医生电话联系,一边来到诊室,翻开门诊日志。一周前的诊断确实是带状疱疹,再往前翻,两周前的诊断却是肛周尖锐湿疣,同时备注栏里有个五角星,我一下子明白了,因为五角星是我们对 HIV 感染者约定俗成的标记。

该怎么解释? 从诊室往办公室走的短短十几米的距离,脑子里蹦出四五个理由,然后又一个个的自我否决,转眼就到了办公室门口,公司代表和我四目相对!

"刚打电话给医生了,第一次服药后有药物过敏反应,第二次换药治疗了,所以恢复时间长了些。"这也算是个说得过去的理由,我脱口而出。

"哦,原来是这样啊",公司代表若有所思。

"药物过敏反应虽然不常见,但是重的话还是休息比较好,后来的医生可能比较谨慎吧。"我接着补充。

"谢谢! 那我们放心了,W 没有其他问题吧? "后面半句看似很随意,但是听起来却显然是刻意问的问题。

"没有,没发现其他问题。"我回答得很坚决。

"你们这里是艾滋病确诊实验室吧? "

"是的"——那又如何! 我一下子警惕起来,"那又如何"四个字差点脱口而出,既是"谎言"拆穿后的防御反应,又像是在为 W 反问。

也许只是随便问问而已,我想。我们终究没有将这个话题继续下去,不管是否彼此心照不宣,这次会面还是在很礼貌的客套中结束了。事情就这样告一段落,直到有天和陈医生无意中谈起这段插曲。

"W 离开无锡了。"

"怎么了? "

"听他说被公司辞退了,也没说什么理由。"

"会不会是因为是感染者? "我努力回忆当天的情景。

"可能吧,说是公司不好呆了,前段时间还想过自杀,走的时候是他哥哥陪过来的,挺好的一个小伙子,还特地来谢谢我们,说:别的医院知道是感染者,要么不肯接收,要么费用太高,还是新区疾控中心的顾医生好,介绍过来打了两次激光,尖锐湿疣目前没有复发。"

"嗯,走的时候状态怎么样?"

"算是平静吧,说是回老家做做小生意,总要生活下去,顾医生已经将他的随访管理关系转回他的老家去了。"

"那就好。"

下班了,我习惯性地在办公室独处一会,听听音乐,顺带想想一天发生的事。"不优越的心情呢,是属于凡人和悲剧英雄,当一切都远走……"戴上了耳机,点开那首《凡人的告白书》,歌词熟悉得不能再熟悉,我在心里面哼着,脑子里如过电影般想象 W 是如何辗转来就诊、治疗、被公司辞退,直至告别的场景,遗憾伴随着欣慰。歌的最后两句是这样唱的:"美好的明天,是我不能怀疑的信念,却有人说过,孤独本是生命的常态。"

这首歌和 W 共勉!

(疾控"阳光医生"贾天剑)

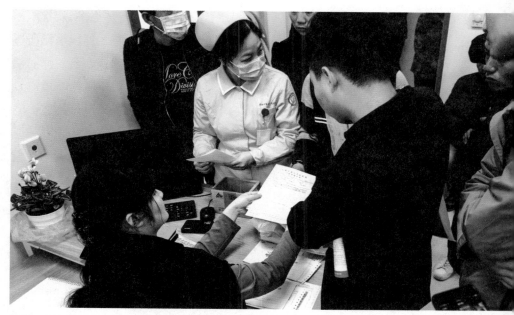

滨湖区疾控中心周医生在医院开展感染者随访工作

我心中最可爱的人

  提起"谁是最可爱的人",大多数人想起的一定是魏巍发表的报告文学《谁是最可爱的人》中讲述的朝鲜战场上用前线的流血牺牲换取后方和平幸福的英雄儿女。而在我的身边有着这样的一群人,他们的事迹,或许还不够传奇,不够壮烈,却如此平凡而真挚。他们用一颗虔诚的心去帮助每一个需要帮助的人,他们当之无愧是我心中最可爱的人。

  我要说的"他们"就是无锡市的艾滋病防治团队,既有疾控中心艾滋病防治科的一线工作人员,也有社区卫生服务中心的高危行为干预队员;既有定点医疗机构的医护人员,也有综合医院的"阳光医生"。他们都有一个共同的目标——用自己的努力遏制艾滋病的传播,为已经感染的人提供贴心的服务和关爱。做艾滋病防治工作,最大的困惑可能就是不被人理解。当疾控医生将 HIV 确诊报告交给感染者并进行告知随访时,病人觉得你只要把结果告诉我就好了,为什么还管那么多,疾控医生的工作让病人不理解。高危行为干预队员经常需要晚上到娱乐场所进行干预,加班是家常便饭,到娱乐场所给"妈咪""小姐"讲解艾滋病防治知识,劝导她们要使用安全套,避免感染艾滋病。不明所以的吃瓜群众经常误以为他们是不正经的"嫖客",家人也常常不理解说你们怎么老去那些不正经的地方,"小姐"们说你们怎么老来这里,这些知识和我有什么关系。高危行为干预队员的苦口婆心换来的更多的是别人的冷漠和不解。定诊医院的医护人员每天接触的都是艾滋病患者,由于职业性质的原因有时难免会在给艾滋病人输液或者手术时发生针刺、刀划等暴露风险,但他们从无怨言、从无退缩。即使这样,还是会有挑剔的病人因为就诊时医生没有微笑,或者说话语气不"和蔼"等等就觉得自己被医生歧视了。有几次我们第五人民医院的医生打电话跟我说,"今天我忙,和病人交流时急了点,他好像有点生气,不会哪天来报复我吧?"听后我感到很无奈。凭良心讲,没有奉献精神,就没有医生愿意在艾滋病防治工作岗位上工作。所以,我要真心地在这里说一句:你们是我心目中最可爱的人!

有人说,你拿着这份工资就应该做好这份工作,没什么值得歌功颂德的。这话有道理,但谁规定拿着这份不算高的工资,就要周末义务加班,为了病人的隐私,只能在单位放假的时候约病人来领药;节假日病人有了突发情况,甚至心情低落时,我们的疾控医生也要立刻出现帮他解决问题;谁规定我们的高危行为干预队员要想方设法地获得娱乐场所老板的信任去做干预工作,为的只是让更多的人懂得如何保护自己。其实他们不需要这么尽职,但他们又必须这样去做,他们总是这样安慰自己:能够真实地帮到一个人,我就觉得自己的工作是有意义的。就是靠着这份信念与坚持,他们默默地为病人服务着,为健康人服务着。把工作产生的压力留给自己,把发自内心的关爱传递给他人。尽管在别人眼里他们做的是一点一滴的小事,但在我心里他们所做的一切都是神圣的、伟大的。所以,我想说我愿意成为你们的一员,和你们并肩作战,尽自己的一点绵薄之力,为更多的人免受艾滋病病毒的威胁,让感染者能和我们一样正常快乐地生活而共同努力!

（疾控医生成浩）

基层医生的防"艾"梦想

　　健康所系,性命相托。我自 1990 年本科毕业后一直从事皮肤病性病的防治工作。2006 年开始,我主要的工作是管理惠山区所有的艾滋病感染者和病人。人生为船,之所以能乘风破浪,是因为有梦想之帆。人活着就应该有梦想,每一个时代,每一个行业,每一个人,都要有自己的梦想。做一个有技术、有尊严、有地位的艾滋病防治工作者,让艾滋病病人提高生活质量就是我最大的梦想。医学不是一门完美的科学,有这样一段简洁而富有哲理的话来形容医学:有时是治愈,常常是帮助,总是去安慰。这句话坦言了医学的局限性。

　　对于艾滋病病人来说,当前还没有彻底治愈的方法,我们能做的只是尽可能控制艾滋病病毒的复制,遏制艾滋病传播。对于艾滋病病人,我们做得最多的就是帮助和安慰。既然我已经选择了艾滋病防治这项工作,那么我就会尽自己最大的努力做到最好,让生命中的每一分钟都过得充实而有意义。也许我不能长成一棵参天大树做栋梁,但我可以做一棵小草为春天献上一抹绿色;也许我不能成为高山峻岭昭示一种雄壮,那我可以当一块静静的路碑,为迷途的旅人指引方向;也许我不能像海洋用宽阔的胸怀拥抱百川,那我可以是一条小溪为久旱的土地带来一汪清水。春去秋来,花谢花开,有很多人都在我的生命中留下了深深的痕迹。我所能做的一切就是为艾滋病病人带去信心和希望,只愿我付出的点点滴滴能为他们的健康添砖加瓦,希望有更多的艾滋病病人能带着微笑健康地生活下去。

　　梦想和现实总是存在差距,正是这种差距,会化作源源不断的动力,推动我们前进。不断缩小梦想与现实的差距,也需要我们每一个拥有梦想的人去努力,去奋斗。我作为一名艾滋病防治工作者,在给艾滋病病人提供更加专业服务的同时,也注重为他们提供人文关怀,做一个他们眼中的"爱心天使",倾听他们的声音,解答他们的疑问,从而给渴望寻求帮助、安慰和勇气的艾滋病病毒感染者和病人以生活的信心和希望。雄关漫道真如铁,而今迈步从头越! 相信在像我这样的千千万万基层艾滋病防治工作者的努力下,向零艾滋迈进将不再是梦!

作为一名艾滋病防治工作者,不仅要拥有丰富的理论知识,更需要有奉献精神去对待每一位艾滋病患者,也只有这样才能获得他们的理解、尊重和认可。在平时工作中,每每看到艾滋病患者充满感激的眼神,听到他们的感谢和称赞,我在感到欣慰的同时,也会有深深的触动——这就是生命与死神的搏斗。在此后的每一天,我都让微笑荡漾在脸上,因为我懂得,不能把对生命的怜惜和救助视为纯粹的工作,因为这更是生命中对爱的一种本能。无论过去、现在、抑或是将来,爱与奉献都是我们艾滋病防治工作者永恒追求的主题。

梦想是成功的基石,梦想是成功的动力,有梦想的人才会拼搏努力。有的人或在一生中依靠自己的能力富甲一方,有的人或在一生中依靠自己的能力名传千古,而我,只是于千千万万医务工作者中的沧海一粟,我只愿竭尽全力让更多的人避免感染艾滋病,让更多的已经感染艾滋病的人能够与正常人一样健康地生活下去。艾滋病防治工作不仅是公共卫生问题,更是社会问题,需要全社会多部门共同参与和通力协作,以控制艾滋病迅速蔓延的发展势头。

习近平总书记曾说过:"中国梦归根到底是人民的梦,必须紧紧依靠人民来实现,必须不断为人民造福。"当千百万人的个人梦想实现了,就能百川入海,汇聚成为国家富强、民族复兴的中国梦。梦想是石,敲出星星之火;梦想是火,点燃希望之灯;梦想是灯,指引成功之路! 我作为中国农工民主党的一员,在我的有生之年我愿尽最大努力为自己的梦想而奋斗终生。

（疾控医生奚晓炜）

学做一个温柔的女人

通常情况下，"女人"两个字应该是听起来就会让人感受到温暖的。但是在无锡市第五人民医院有个女人会让有些患者感到压力，怕和她交谈。这个人就是医院里专门给艾滋病感染者和病人看病的女医生陈仁芳主任。

面对艾滋病感染者和病人这类"特殊的患者"，工作之初，她也曾经害怕过、犹豫过。然而，在这样一个特殊的岗位上，她已经坚守了十个年头。在感染科门诊，大家常能见到她和她的团队忙碌的身影。病人多的时候，她们甚至没有时间喝口水，没有时间上厕所，在诊室里一坐就是一个上午或者一个下午。在这间诊室里，从没有听到她抱怨过，只有病人询问时耐心的解答，病人离开时细心的嘱咐。正是有了她和她的团队无私的付出，才有了那么多从死亡线上被拉回来的病人。

案例 1：想病人所想，急病人所急

2017 年 1 月，滨湖区有位学生小病友来到医院就诊。主诉是连续一个多星期高烧不退，腹部隐痛。检查后是阑尾炎需要住院，当时第五人民医院的医疗环境并不完善。而这名学生的艾滋病病毒载量很高，手术中医护人员暴露的风险也很高。陈主任综合考虑了各方面情况，还是收下了他，并且说："作为病人，你先安心住下。"报备了医务科以后，和第二人民医院联系并请专科医生来会诊。经过治疗后，他很快病好出院了。但是过了几个月，这名学生的颈部出现结核囊肿又来住院了，患处不断地流脓血，陈主任又请来第二人民医院的专家会诊，为他制订了保守疗法。反反复复的病痛折磨，使这名学生滋生了许多悲观的想法。当知道这名学生还没有将自己感染艾滋病的事实告诉家长，自己一个人在承担着病痛和精神双重的折磨时，又是陈主任通过滨湖区疾控中心艾滋病防治科周医生及时联系艾滋病感染者关怀社会组织，共同为他制订了关怀方案，逐步帮助他的父母接受他感染艾滋病的事实，一起面对困难。从此他放下了精神包袱，积极配合治疗，从危重病人转为普通病人，最终完全康复出院了。

案例 2：理解病人，微笑面对

新吴区有一位病人因为感染了 HIV，变得很敏感。服用艾滋病抗病毒药物后，肝功能异常引起了严重皮疹，在市五院住了一个月。因为害怕感染 HIV 的事情暴露，出院后就把相关病历资料都撕了。当他再次去市五院复诊时，遇到了陈主任。因为要了解他之前的检查结果，问他要病历资料，他直接说已经撕了，没有了。陈主任说他这是对自己不负责，他则坚持说门诊系统里可以查到以往的化验结果。因候诊室还有很多人在排队等着就诊，于是陈主任也没有多说什么。这次的就诊经历让他觉得陈主任不理解病人，不关心病人。

由于服用艾滋病抗病毒治疗药物以后，要定期复诊。这个病人他第一次见陈主任的感觉就是病人很多，陈主任好忙。去过 N 次后，有天因过敏去看病，那天人不多，陈主任居然微笑着说出他的名字，还耐心给他讲解怎么涂炉甘石洗剂，而那一刻他感觉很开心。依旧是程序性的问答和写病历，却让他感到欣慰，因为这一次他在陈主任的眼中看到了满满的关爱。事实上，也许什么都没变，因为理解，病人的心态也就变了。这样的事例举不胜举。每时每刻都在发生。

陈主任告诉我，接诊医生要懂得患者的心理，帮病人和家属克服恐惧，看到希望，正确面对挫折，启发病人的心智战胜自己。思想负担重不利于病情恢复。当看到她面对患者比他们的家属更放松时，我弱弱地问了声，"其实你害怕过吗？""不怕！！"病人和家属最怕的就是绝望，给他们希望就有了活下去的勇气。抗病毒治疗是国家免费的，不良反应是可防可控的。和陈主任的交谈中我能感受到心的平静淡然。在工作中她多的是病人、多的是压力、多的是不理解、多的是每个病人后面的家庭。她包容了所有，接受了常人所不能接受的，咽下了委屈。为了患者她撇下病中的老父亲，下班后仍坚守在岗位。她默默地将这些都转换成了工作热情，仍以最精湛的医术、最温暖的微笑面对。她的工作场所已俨然

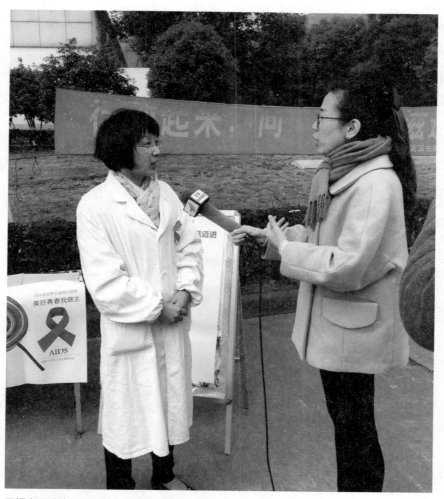

无锡市五院陈仁芳主任在高校开展宣传活动时接受采访

成了特殊患者的避风港湾。

通过生活的智慧,她不断地在提升自我。所以她的心中充满阳光,吉祥普照。她说,工作让我学会做人,学会了做个温柔的女人。她继续做着一个温柔的女人,工作中、生活中她都是。让我们祝福她永远都是一个温柔而幸福的女人。

(疾控医生陈晓敏)

从"老军医"到"阳光医生"

我是来自无锡市疾控中心艾滋病性病防治条线的一名普通医生，进入这个行业已经有 17 年了。进单位第一个月，同事就给我取了"老军医"的绰号。一说到"老军医"，让人马上想到的是贴满牛皮癣的电线杆，上面画着一个蓝十字，写着"专治淋病，一针见效"的大字。一想到这个画面，我总有点不开心。

就这样，顶着"老军医"的名号工作了三四年后，我第一次受邀去参加艾滋病感染者的聚会，坐在满满一屋子感染者中间，有几个面孔似曾相识，但我还是感觉有些局促。感染者们在滨湖区疾控中心的帮助下，自发组成了志愿者队伍，平时除了开展艾滋病筛查工作外，也为新发现的艾滋病感染者提供心理上的支持，这次聚会也是心理关怀内容之一。聚会上都是大家自发准备的小节目。其中有一位小伙子，发现感染艾滋病的时间较晚，病毒扩散很快，甚至到了病危的阶段。幸运的是，医生经过努力，最终把他从死亡的边缘拉了回来。之后，他坚持按医生的要求规律服药，病情也逐步得到了控制。在现场，他展示了变脸的绝活，并跳起了舞蹈，舞蹈优美而有力，他的演出彻底颠覆了我对艾滋病感染者的固有印象。在此之前，我一直认为他们的生活都是灰色的，人生没有了希望，而在他的身上我看到的却是乐观和活力。令我意外的是，表演结束后，有位志愿者过来和我打招呼。这位志愿者曾经因感染艾滋病合并尖锐湿疣的感染，被几家医院拒绝治疗，后来是我帮他做的手术，他专门来说了谢谢，并且说还有不少病友都和他有一样的经历，感谢我没有拒绝他们，给了他们希望。作为感染者代表，他在现场还给我送了花，我突然不好意思起来，看着他诚恳的目光，充满了对生命的渴望，对美好生活的向往，这种情感甚至比我们这些普通人还要强烈。在我而言，不过是做了一名医生应该做的工作，而对于他们，仅仅是医生没有歧视他们，

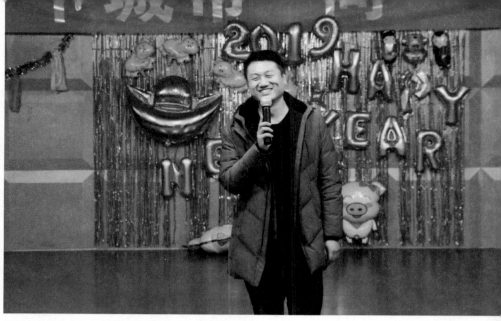

无锡市疾控中心阳光医生贾天剑参加彩虹家园病友年会

就为他们点燃了生活的勇气。

从此以后，我重新定义了我的工作，内心认定要将"老军医"的工作一直这样做下去，并乐此不疲。2011年12月1日，世界艾滋病日，我成为无锡市首批"阳光医生"，作为代表，我发出倡议：消除对艾滋病感染者的歧视，从医务人员开始做起。作为一名医生，用医学常识和自身行动去消除人们对性病艾滋病的恐惧和歧视是自己应当承担的职责。

男男性行为人群是艾滋病性病的高危人群，几年来由于我一直坚持不歧视不拒绝的行医标准，在这个人群中积累了一定的口碑。但是病人看得越多，和他们交流得越多，我发现他们行为中存在的问题也越多。没有保护措施的"约炮"，使用毒品后"群交"，"同妻"染病的现象比比皆是。每当我面对一个患者，他的身后可能牵连着更多的潜在感染者。坐在诊室里为他们看病，终归治标不治本。我觉得应该将一部分精力投入到干预工作中去，从源头上减少感染艾滋病的机会。于是我和"男男"志愿者组织取得联系，利用下班和周末的时间，到他们经常活动的场所开展健康宣教，将我门诊遇到的真实案例带到他们面前，希望给他们一些警醒，提高他们自我保护的意识，降低感染艾滋病的风险。

刚开始在他们活动的场所开展干预的时候，我并没有太多经验，带着实习生到男男健身会所做问卷，没做几份，人就走光了。我有些纳闷，后来老板对我说，问卷的实习生是女生，他们虽然对女人没有兴趣，但还是很忌讳性别不同的人来做问卷。于是我让女实习生先回去，亲自上阵，一看是我给他们做问卷，这些人马上就回来了。但是新的问题又来了,我发现有的人答非所问,一直在试探我对男性的兴趣,只好请老板来解围。老板说,只要你表明自己的性取向,大部分人只是和你开开玩笑,不用担心,对于那些立志要将"直男"掰"弯"的人,你态度坚决一些就行了。我意识到,从诊室走向社会,并没有我想象的那么容易,需要做更多的功课。此后,我一边问人取经,一边向书请教,逐渐积累了现场干预的经验和技巧,渐渐变得游刃有余。几年来,我走遍了无锡大大小小的"男男"浴室、酒吧和歌舞厅,面向这个特殊的人群开展了多种形式的健康宣教。除了直接面向受众,更重要的是要使场所的管理者具备相关的防病意识,重视艾滋病性病的防治工作,能配合志愿者开展快速检测,对于新发现的感染者及时进行转介治疗,避免疾病的二代传播。

从诊室走向现场,我的视野更加宽广;从现场回到诊室,我变得更加从容。有了男男人群外展干预工作的经历,我更加坚定了防治结合的工作思路。

2017 年的一次会诊经历,使我将视野投向了另一个领域。当时,一名临时收住的 6 月龄孕妇胎膜早破,在其他医院快检发现了梅毒,收到会诊单后我立即赶往了现场。到的时候,已经证实产下的是个死胎,只能嘱咐对产妇予以梅毒治疗。事实上,这位产妇其实很早就查出了梅毒,但是因为没有症状,自己觉得并不严重,同时怕婆家知道,一直隐瞒了病史,最终酿成了这个悲剧。这个后果最终是产妇自己承担,但是也促使我对此进行反思,如果一开始医生能多讲解几句,之后对孕妇能多提醒几次,也许结局会完全不一样。

正巧,梅毒母婴阻断作为妇幼条线的国家重大项目邀请疾控一起参与讨论实施方案。有了前面的事例,我想何不将这项工作作为契机,将梅毒孕妇的随访和治疗结合起来,提高规范治疗率的同时,利用我们的专业优势,在孕期贯穿随访和宣教,避免上面的悲剧再次发生。"郎有情妾有意",我们疾控和妇幼条线一拍即合,开始了新的梅毒母婴阻断模式。好的想法只是灵光的闪现,要将它实现需要付出更多的时间和精力。梅毒作为一种慢性传染病,治疗和随访的过程贯穿整个孕期。为了保证每一名孕妇都能顺利完成阻断,我定期翻阅档案,定时提醒治疗和随访,生怕有所遗漏,时间越是往后,档案累积得越多,工作量也越多。而且考虑到保护孕妇的隐私或者上班时间不方便接电话,我还是选择短信提醒,或者下班后再打电话。虽然下班时间打电话也常常会被误以为诈骗电话,但是我一想到那位孕妇的悲剧,这点小麻烦就不算什么了。

有一天,有位还在孕期的孕妇给我送来了锦旗,我虽然内心欢喜,但是,我还是谨慎地说,锦旗我收着,等宝宝健康地生下来,我再挂起来。让我欣慰的是,目前在治的和已经生育的 200 多位梅毒孕妇中,还没有发生因为治疗不及时出现早产、死胎以及先天梅毒婴儿的情况,我也对目前的工作更加坚定了信心。

2018 年的 12 月 1 日,我再一次作为"阳光医生"的代表上台倡议。与七年前不同的是,那时站在台前的只有我一个人,而现在有更多的医护人员和我站在一起,他们不仅仅是各自领域的专业能手,也是性病艾滋病防治的志愿者,为了实现作为医务工作者的初衷,不论对方的文化背景、教育程度、性别取向,他们都利用自己的专业知识和职业精神使感染者得到医学同等的关怀。巧的是,困扰了大家好几天的雾霾天气就在这一天开始退去,可以看见太阳了。我也希望我们的"阳光医生"团队不仅仅成为能看得见的太阳,还能发出自己的光和热,使每一位感染者能感受到来自我们的温暖和希望。

(疾控"阳光医生"贾天剑)

做一只奋力一跃的青蛙

温水煮青蛙的故事大家都听说过：把一只青蛙冷不防丢进煮沸的油锅里，反应灵敏的青蛙在千钧一发的生死关头，用尽全力跃出了那势必会要它性命的滚滚油锅，跳到地面安然逃生。隔半小时，在锅里放满冷水，然后把那只死里逃生的青蛙放在锅里。这只青蛙在水里不时地来回游动。接着，实验人员偷偷在锅底下用炭火慢慢加热。青蛙不知究竟，仍然在微温的水中享受"温暖"，等它开始意识到锅中的水温已经使它熬受不住，必须奋力跳出才能活命时，一切为时太晚。它欲试乏力，全身瘫痪，呆呆地躺在水里，终致葬身在铁锅里面。

这让我想起多年以前，刚开始从事血清学检测工作时，对一批戒毒所吸毒人员血液标本进行丙肝抗体检测。当时对生物安全的重视程度没有现在这么高，实验室人员操作实验时一般不戴手套。后来有文献报道吸毒者的丙肝抗体阳性率很高，这件事对我触动很大。实验人员会不会在实验过程中防护措施不到位导致感染？理论上，日复一日枯燥的实验室工作就像温水煮青蛙一样会让人失去警醒，思想麻木，长期的实验操作过程中很可能因为疏忽大意导致 HIV、梅毒、乙肝和丙肝等职业暴露的发生。幸运的是，后来我们越来越重视实验室的生物安全工作。每年都对重点岗位的工作人员进行生物安全培训，并监测重点岗位人员的 HIV 抗体、梅毒抗体、丙肝抗体、乙肝表面抗原情况。值得庆幸的是这么多年，我和我的同事在生物安全防护方面都很重视，检测结果都为阴性，没有发生感染。

对于接触 HIV 感染者的医务工作者来说，在繁忙的工作中往往会逐渐麻木松懈，渐渐"不拘小节"，在"温水"中丧失警惕性，当危险出现时，往往反应不过来，造成意外的暴露。我每年接待处理数起医务人员的艾滋病职业暴露的案例，绝大多数都是医务人员工作中的疏忽引起的。

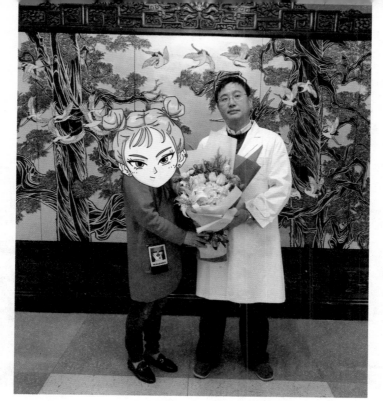

感染者到无锡市疾控中心给检验科季亚勇医生送花表达谢意

　　对于有艾滋病高危行为的人来说，未必第一次高危行为就会感染HIV。如果对自身行为的高危程度认识不够，未进行有效的控制，在"温水"中浑浑噩噩，时间长了就很容易感染HIV。

　　对于HIV感染者来说，在疾控医生和临床医生的及时诊断、药物治疗和行为干预过程中，他们自身的健康状况和性伴侣的健康状况都会得到有效的保护，甚至性伴也不会感染HIV。如果对自身高危行为认识程度不够，未进行有效的控制，"温水"逐步变成"沸油"，包括HIV感染者自己和性伴都可能导致健康状况急剧下降，影响生存质量，甚至死亡。

　　因此，无论是哪个角色，对于工作和生活中的危险，一定要有警惕意识，视温水如沸油，在局面还没有到达很坏的地步时，做一只奋力一跃的青蛙。平时时刻提醒自己，避免那种适应现状、麻木不仁的状态，让自己处于积极的、更好的状态，避免意外的发生。

　　艾滋病防控工作是一场艰巨的挑战，需要集聚各方面力量。我时常提醒自己和同事，不要仅仅满足按部就班地完成上级的任务，作为检验工作者能够将新的检测技术运用到实际工作中，逐步提高自身能力，才能奋力一跃，为全市艾滋病防治工作做出更大的贡献！

（疾控检验师季亚勇）

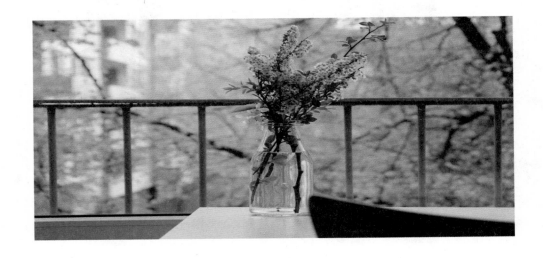

后记

　　十余年的艾滋病防治工作经历，让我对艾滋病感染者这个特殊的、却又真实存在的群体有了深入的接触和了解。同时，作为这个领域的专业人士，我也对从事艾滋病防治工作的疾控医生、医院的医生和护士以及众多的防"艾"志愿者的无私奉献有更直观、更感性的认知。如何让社会大众了解艾滋病感染者这个群体，了解这个群体背后一直在默默奉献的那些人，是我这几年一直在思考的事情。经过大半年的准备，在无锡彩虹家园社会小组的大力支持下，终于将收集到的这些人的这些事编撰成书，内心颇感欣慰。

　　这本书的内容不多，但对于有些读者来说可能读起来会有些许厚重。本书的所有内容既不是小说，更不是剧本，而是真人真事。正因为里面的内容过于真实，也许有些内容会触动到读者内心的最深处，甚至会完全颠覆读者之前的一些想象和认知。也正因如此,在这里我要衷心地感谢为本书提供了素材的艾滋病感染者们,感谢他们愿意说出他们的故事,愿意分享他们的内心世界,而且只能以匿名或者化名的方式。我也希望通过这本书的出版,能够让更多的人了解他们、理解他们、包容他们、接纳他们。事实上,他们也仅仅是个病人而已,只是"艾滋病"这个特殊的标签使得社会大众对他们有了更多的误解。抛开这个特殊的标签,他们也是有血有肉、有爱有恨的普通人,他们也需要爱和被爱。

这本书,终于写完了,自己也算完成了一项使命。愿这个世界再多一些包容与理解,所有内心有爱的人都能够与"艾"同行,共享生活!

孟晓军

2021 年 10 月